HYGIÈNE

DES

BAINS DE MER

Abbeville. — Typographie JEUNET, rue Saint-Gilles.

HYGIÈNE

DES

BAINS DE MER

DE LEURS AVANTAGES

ET DES

DANGERS DE LEUR ABUS

Par le Dr LECONTE,

Médecin adjoint de l'hôpital et du château d'Eu.

Et lors même que je l'aurais dit deux fois,
si n'est-ce pas trop que de le redire une
troisième. MONTAIGNE.

PARIS	EU
CHEZ J.-B. BAILLIÈRE	CHEZ HOUDBERT
Rue de l'Ecole de Médecine.	Place publique.

Et dans les principaux ports de mer.

1844

À ma Mère.

Témoignage de profonde affection.

O. L.

INTRODUCTION.

L'épigraphe placée en tête de ce volume annonce suffisamment qu'il ne
s'agit pas ici d'une idée nouvelle, ou de
la découverte de quelque système. Il y a
peut-être avantage à reprendre des vérités
déjà énoncées, à les présenter sous une
nouvelle forme, à les appuyer sur de
nouveaux faits. Ce qui prouve du moins
qu'il y a nécessité de le faire, c'est cette
légèreté avec laquelle nous les voyons

1

tous les jours éluder. S'adresser aux in-
téressés, leur faire toucher au doigt les
avantages et les dangers d'une pratique
devenue vulgaire, m'a semblé le plus sûr
moyen d'atteindre ce but d'utilité, auquel
doit viser un ouvrage du genre de celui-ci.

La nature a dévolu, à chaque individu
en ce monde, son rôle et sa spécialité. Il
est limité, le nombre de ces génies créa-
teurs destinés providentiellement à pénétrer dans le secret des œuvres de Dieu,
à soulever un lambeau du voile que la
nature a jeté sur ses mystères, pour
révéler à l'humanité quelques fragments
de la vérité universelle. A d'autres est
réservée une mission plus modeste et
pourtant utile. Sur la scène du monde,
les personnages subalternes sont aussi
nécessaires, que sur un immense vaisseau
les simples matelots et les mousses,
humbles instruments d'une intelligence

supérieure. Si les découvertes de la science restent enfouies sous leur rude écorce, si quelque patient ouvrier ne les dépouille de leur forme austère, bien peu d'hommes auront le temps et la patience nécesaires pour en suivre laborieusement les filons et remonter à leur source. Pour les faire pénétrer dans le sein des masses, il faut donc se faire l'interprète des faits que l'expérience a montrés devoir être profitables à l'espèce humaine. Tel est le but que je me propose ici.

J'ai pu voir souvent et de près les baigneurs, et j'ai été à même d'étudier leur physiologie.

Les uns, avides de nouveautés et de distractions, suivent pendant l'été telle ou telle eau minérale en vogue, comme ils s'attachent l'hiver à tel salon de Paris. Ils vont où les porte le flot des fêtes. L'unique but de leur existence est le plaisir : s'amuser, jouir, absorbe toutes les facultés de leur être. J'en ai connu qui, pendant deux mois de séjour sur la côte, n'ont pu trouver le temps de se plonger une seule fois dans la mer.

Les autres, doués d'une dose peu commune de confiance dans la vertu des bains de mer, les voient comme un remède infaillible, comme une panacée immanquable. C'est au sein des eaux qu'ils doivent noyer leurs rhumatismes, leurs irritations, leurs faiblesses, etc.... Elles ne peuvent pas moins que de les rajeunir. Aussi faut-il en user largement et long-temps. Quelle apparence que ce qui est bon en soi puisse être nuisible?

La plupart se persuadent aussi, qu'en pareille matière, les notions générales suffisent pour diriger leur conduite, et que prendre son instinct pour guide ne peut induire en erreur.

Presque aucun d'eux d'ailleurs ne paraît se douter de l'importance d'un fait accessoire à leurs yeux : la composition et la pureté de l'air qu'il respirent.

Avant donc de poser les règles de l'hygiène et de la thérapeutique des bains, il était urgent de détruire ces erreurs, de dissiper d'aussi funestes préjugés. — Aussi, le plan que j'ai suivi, s'éloigne-t-il d'abord de la marche généralement adoptée dans ces sortes d'ouvrages.

Après avoir signalé les nombreux inconvénients attachés au séjour dans les grandes villes, et les dangers qui résultent de l'agglomération d'individus sur un point circonscrit, j'indique, comme principal remède, l'éloignement, au moins une fois par an, de ses foyers et de ses habitudes. Je mets en opposition la population si vigoureuse des contrées

agricoles, des pays maritimes, avec les
chétifs élèves des grandes cités, et surtout
de celles où des milliers d'ouvriers s'entassent dans des usines. Je montre la
viciation de l'air respirable dans des
espaces circonscrits, comme la cause la
plus puissante de ces altérations profondes
dans la constitution de nos artisans, et
des santés si débiles que nous offrent les
enfants des grandes villes. Quelques détails
de physiologie font ici ressortir toute
l'importance de l'air et de la lumière,
comme aliments primitifs de l'organisation.

J'insiste vivement sur l'heureuse influence que l'air de la mer exerce et sur
ses habitués, et sur ceux qui viennent
par occasion se fortifier à son contact.
Toutefois, pour prémunir contre l'exagération même dans le bien, je n'apporte pas
moins d'insistance à démontrer combien

il peut être dangereux de violer inconsidérément certaines règles que nécessite
leur emploi. Ce ne sont pas de ces médi-
caments inoffensifs qu'on peut se passer
comme une fantaisie.

Pour compléter ces observations ,
j'ai cru devoir exposer l'action du froid
sur l'économie animale. Cet agent puissant, sédatif par son action primitive,
provoque secondairement une réaction
intense. J'étudie ses effets plus ou moins
actifs en raison de sa durée, en raison
surtout du milieu qui sert à l'appliquer.
Ainsi l'air atmosphérique le cède à l'eau
pure ; et l'eau marine, plus dense, est
encore plus énergique. Cette étude me
conduit en même temps à examiner l'action des climats sur l'homme, l'influence
des vents et des variations atmosphériques,
et à apprécier leur utilité.

Arrivant alors à la partie réellement

pratique de cet opuscule, je consacre plusieurs chapitres à exposer l'hygiène des bains de mer : j'insiste sur les précautions relatives à leur durée, sur l'importance du régime, sur la nécessité de rompre pour quelque temps ses habitudes, etc.

Puis j'indique rapidement la thérapeutique des bains, c'est-à-dire, les maladies auxquelles ils conviennent, et l'administration de l'eau marine, tant à l'extérieur qu'à l'intérieur.

Je termine enfin par quelques instructions locales, par quelques détails sur le pays.

Le sujet n'est pas neuf assurément, et plus d'un homme de mérite s'y est exercé avec fruit; mais c'est peut-être un de ceux auxquels il convient le mieux de faire l'application de ces paroles de Napoléon : « la répétition est la plus utile,

la plus puissante des figures de rhéto-
rique. »

Est-il d'ailleurs un tableau, si vaste ou
si exigu qu'on le suppose, qui ne soit
étudié et analysé diversement par chacun
des observateurs qui l'examine ? 'Ny-a-
t-il pas quelque détail échappé à ceux
qui s'en sont occupés les premiers, qui
peut se révéler même à de moins habiles
venus les derniers ?— Chacun donc est
appelé, selon sa faiblesse ou sa puissance, à contribuer au bien-être général,
à propager une vérité ou à déraciner un
abus.

Enfin, pour ma justification d'avoir
osé livrer au public un travail aussi im-
parfait, je terminerai par cette pensée
de P. L. Courier : « Ce n'est pas un
droit, c'est un devoir, étroite obligation
de quiconque a une pensée, de la produire et mettre au jour pour le bien

commun. La vérité est toute à tous. Ce
que vous connaissez utile, bon à savoir
pour un chacun, vous ne le pouvez taire
en conscience. »

(*Pamphlet des Pamphlets.*)

HYGIÈNE

DES

BAINS DE MER

————

CHAPITRE I

Comme les hirondelles,
Qui vont chercher bien loin des printenps plus fidelles
Et des étés meilleurs.
V. Hugo.

Avant d'étudier la question des bains de mer
du point de vue généralement adopté, je vais consacrer quelques pages à envisager un côté de la
question dont l'importance, à mon avis, n'a pas
été suffisamment mise en relief.

Au milieu de ces jouissances multipliées, qui font de Paris un foyer privilégié d'où tout rayonne, et où tout vient aboutir, une importante privation se fait sentir. Paris, qui s'est fait le centre de toute la France, qui a su attirer à soi et absorber tout ce que l'inépuisable fécondité de ses provinces peut fournir de produits divers, toutes les richesses que recèle la profondeur de leur sol, Paris souffre de son abondance. Il a su aussi trier et s'incorporer l'élite de leurs générations ; mais il est étouffé sous le poids de son exubérante population. *L'air manque à sa consommation.* Semblable à ces obèses, dont les puissances digestives fonctionnent avec trop d'énergie, et dont les organes s'assimilent avec une désespérante voracité des aliments trop riches en sucs nourriciers, la grande ville peut à peine respirer dans son étroite enceinte. Essoufflée, haletante, elle sollicite de tous côtés de nouvelles sources d'air respirable ; car l'impureté et la viciation de son atmosphère sont une cause incessante de souffrance et d'étiolement.

La métropole a, certes, droit d'être fière. C'est un beau spectacle, en effet, que cet ardent foyer toujours en activité, qui, sans relâche, produit et consomme. C'est de là que rayonne, sans jamais l'épuiser, cette lumière universelle qui féconde le sol de la patrie, et se réfléchit encore sur les plus lointaines contrées. Arts, lettres, sciences, industrie, tout ce que la pensée humaine, soumise à l'élaboration du génie, peut enfanter de chefs-d'œuvre en tout genre, est produit dans ce puissant atelier. Mais tous ces magnifiques résultats sont chèrement achetés, et ces ouvriers infatigables paient de l'essence la plus précieuse de leur vie, ces travaux admirables qui enrichissent leur pays.

Mieux que personne, ils sentent, ils apprécient les effets de cet empoisonnement permanent qui consume leur existence. Les voyez-vous, tourmentés par un malaise indéfinissable, se remuer, s'agiter, et dès qu'ils trouvent une voie, s'élancer pour y trouver de l'espace et de l'air ? On dirait de malheureux prisonniers, jetés dans le fond d'un souterrain étroit et sombre où ils peuvent à peine se mouvoir, où le peu d'air respirable contenu dans cette enceinte étouffée est rapidement absorbé par ces poitrines altérées. Ainsi en est-il des habitants de la capitale, entassés par milliers dans un espace circonscrit, où les quelques mètres cubes d'air qu'ils ont à respirer ne tardent pas à être profondément viciés. Il leur faudrait des ouragans tropicaux pour ventiler et renouveler de

fond en comble, l'atmosphère pesante de leurs
rues profondes, sinueuses et étroites ; de leurs
appartements enchevêtrés l'un dans l'autre. C'est
en vain qu'ils se débattent et s'agitent pour aspirer
de loin en loin un semblant d'air plus pur, sur
leurs boulevards et dans leurs jardins publics (1).
Il leur est parfois loisible de s'aller ébattre hors
de leur étroite enceinte. Aussi, quel empresse-
ment pour se précipiter au dehors, pour aller,
selon la locution indienne, *manger de l'air*, aussi
loin que sa chaîne le permet à chacun.

   Depuis peu d'années, devenu un besoin, une

---

(1) Le département de la Seine, le plus petit et le plus
peuplé de tous, renferme une population absolue trois fois plus
grande, sur une superficie treize fois plus petite que pour un
département moyen. Aussi sa population spécifique est trente-
huit fois et demie celle de la France entière. Si l'on considère
séparément la ville de Paris qui, sur une superficie de 34, 24
kilomètres carrés, renferme les $\frac{8}{10}$ du département, on trouve
une population spécifique de 27,315 habitants par kilomètre
carré, ou de 273 par hectare : c'est plus de 421 fois celle de la
France. Le département de la Seine-Inférieure, qui est le qua-
trième par sa population spécifique, contient 122 habitants
par kilomètre carré, et le département des Basses-Alpes, le
moins peuplé par son étendue, ne possède que 23 habitants
environ par kilom. carré. — Le nombre moyen pour la
France entière est de 64 à 65.

              (*Annuaire du bureau des Longitudes, p. 1843.*)

nécessité, ce sentiment s'est communiqué de plus
en plus impérieux à presque toutes les classes de
la société parisienne. A une époque donnée, une
émigration périodique les fait s'abattre par troupes
nombreuses au milieu de nos plaines, sur nos
montagnes et sur nos côtes. Ils viennent demander
à la province des forces, de la santé, de l'air ; un
air pur et vivifiant qu'ils puissent humer à longs
traits, dont ils puissent imprégner tout leur organisme, pour fournir aux exigences ruineuses de
leur prodigue existence. Et la province leur donne
largement de la santé, de l'air, autant qu'ils peuvent en emporter pour leur rapide consommation (1).

N'est-elle pas déjà de longue date leur bénévole
créancière, leur inépuisable fournisseur? car,
semblable à ces cités à esclaves impuissantes à se
reproduire, Paris se recrute incessamment d'hommes neufs, vigoureux, qu'il emprunte à al fécon
dité puissante de ses départements agricoles. Il

_____

(1) Paris est à mes yeux le type qui met le mieux en relief
les dangers et les inconvénients des vastes agglomérations de
peuple sur un point circonscrit: mais il faut y rattacher, à des
degrés intermédiaires, les grands centres de population et surtout les cités manufacturières, qui tous sont plus ou moins
soumis à des influences analogues d'épuisement et d'étiolement.

2

s'opère ainsi des échanges réciproques , une sorte
de double décomposition , où chacune des parties
trouve son profit ; car , en échange de la santé ,
de l'air pur qu'il vient y puiser , l'habitant de nos
grands centres de production laisse en province
quelques échantillons de ses idées , de ses habitudes d'élégance , de sociabilité , etc.... Ne trou-
vent-ils pas tous , dans cet échange , des bénéfices
réciproques ?

Nous avons à enregistrer plusieurs catégories de
ces voyageurs périodiques. Tous , en effet , ne se
rendent pas bien compte de ce mouvement ins-
tinctif qui leur fait abandonner la capitale ; et la
plupart imaginent , pour colorer leur départ , de
sérieux motifs ou de frivoles prétextes.

Laissons disparaître, dans la poussière qui les
enveloppe , ces élégants voyageurs qu'entraîne
une rapide chaise de poste. Soit que , changeant
de séjour sans changer de mœurs , ils transplantent
leurs salons en province , soit que , affamés de
plaisirs , ils aillent quêter aux eaux de Bade ou de
Spa des divertissements sur lesquels ils sont déjà
blasés; nous ne les suivrons pas dans leur pérégrination. Qu'importe , s'ils s'abusent en essayant de
ranimer des sensations éteintes par un stimulus im-
puissant, ou de retremper leur existence en se plon-

geant dans des sources étrangères. Laissons-les combiner plus ou moins heureusement leur besoin de
plaisir et de santé, car le but essentiel, le but vital
est obtenu. A leur inçu, ils se sont soustraits à une
cause latente, invisible, d'usure et de détérioration ; à leur inçu, ils puisent dans une atmosphère
nouvelle, de nouveaux éléments de vigueur physique et de santé. A juste titre, nous pouvons donc
les revendiquer, car ils subissent l'influence de cet
instinct puissant qui avertit toute créature des
dangers dont est menacée son existence, en même
temps qu'il lui en fait trouver le remède. Involon-
tairement, ils sont soumis à cet entraînement irré-
sistible qui déplace les populations et les pousse
hors d'un foyer d'infection.

Il est une autre série de voyageurs qui, guidés
par un instinct plus sûr, ont mieux compris l'objet et le sens de cet éloignement de leurs foyers et
de leurs habitudes. Conséquents avec leur point
de départ, évitant les cohues et les foules, ils se
soucient peu de retrouver l'esclavage de leur société parisienne, avec une imitation pâle et tron-
quée de ses fêtes, au milieu des sites sauvages de
l'Auvergne et des Pyrénées, ou sur les grèves de
la Manche. Il leur faut, à eux, calme, isolement,
indépendance. Pour adoucir les émotions de la

tribune ou du barreau, pour calmer l'activité dé-
vorante de la spéculation ou de l'industrie, pour
compenser ces nuits fiévreuses qu'ont usurpées sur
le sommeil le travail ardent et l'ambition inquiète,
il leur faut le magnifique spectacle de la nature,
il leur faut la vue des montagnes avec leurs pics
neigeux, leurs rochers abruptes, leurs précipices,
leurs torrents qu'entrecoupent des vallées char-
gées d'une luxuriante végétation. Ils recherchent
l'aspect de l'Océan, si grand, si terrible, quand
l'ouragan, arrachant ses vagues du fond des abîmes, les lance mugissantes, échevelées, sur la
plage écumeuse ; si imposant encore, quand il
développe, dans une immense perspective, sa
surface d'azur pure et limpide comme un lac
d'Italie. En face de ces grandes scènes de la nature, l'âme se retrempe, l'esprit s'agrandit, une
nouvelle source de sensations se révèle. Sans effort et sans fatigue, l'intelligence répare ses pertes
et se retrouve plus puissante, plus apte à fournir
une nouvelle carrière. « C'est dans la solitude surtout, dit un écrivain, que toutes les heures laissent une trace, que tous les instants sont repré-
sentés par une pensée, que l'âme a toute la vigueur
de l'indépendance. »

C'est à cette dernière catégorie de voyageurs,

à ceux qui cherchent sérieusement le repos et la santé, que s'adressent surtout les conseils que renferment cet ouvrage. Non pas qu'il leur soit exclusivement consacré ; bien d'autres, au contraire, pourraient y trouver leur profit.. Sans parler de cette classe si digne d'intérêt, dont l'industrieux essaim peuple les magasins de Paris, combien d'employés à la vie sédentaire, combien de femmes à l'existence tourbillonnante et vaporeuse, trouveraient à y puiser quelque salutaire précepte pour corriger, les uns, le défaut de leur vie monotone, les autres, les dangers de leurs écarts et de leurs émotions.

Mais il est temps d'arriver aux faits. Mes assertions paraîtront avec plus d'autorité quand elles seront appuyées sur des preuves concluantes.

CHAPITRE II

Aer sit purus, sit lucidus, et bene clarus.
D'un air pur et serein connaissez l'avantage.
ECOLE DE SALERNE.

Je ne crois pas qu'il y ait exagération dans le précédent chapitre, et que le tableau soit imaginaire ou chargé. Je n'ai pas voulu en faire un épouvantail offert aux habitants des grandes villes, pour les inquiéter sans raison sur les conséquences de leur séjour. Les voyageurs de tout âge qui, chaque année, viennent redemander à nos bains

de mer la santé et la force, ne sont-ils pas des té-
moins vivants de la vérité de mes assertions?
Voyez l'air faible et délicat de ces jeunes femmes
au teint fatigué, aux formes grêles, à la démarche languissante et pénible; examinez ces jeunes
enfants chez lesquels vous cherchez en vain ce
teint rosé, ces yeux brillants et l'aspect animé de
cet âge où tout respire la santé, où tout annonce
exubérance de vie. Une décoloration de la peau,
une langueur des mouvements, une flaccidité des
tissus, un ensemble de faiblesse qui fait peine,
trahissent suffisamment l'étiolement et la souffrance.
— Tous n'en sont pas arrivés là, mais tous sont
sur la pente, un pas de plus, et ils vont s'y précipiter. Vous reconnaîtrez alors une population au
sang appauvri, dont les organes souffreteux s'é-
tiolent loin de l'air, loin du soleil, loin de tous ces
aliments de la vie, plus essentiels, plus fondamentaux que la nourriture succulente par laquelle
on croit y suppléer,

Voulez-vous maintenant établir un contraste
des plus frappants? Transportez-vous avec moi
sur les bords de la Manche, sur tel point que ce
soit de la côte, et regardez. Remarquez-vous la
vigueur de formes, de stature, non seulement
chez l'homme, mais encore dans les races d'ani-

maux que stimulent et favorisent d'une façon toute
spéciale les particules salines qui pénètrent leurs
aliments. Comparez la toison épaisse, les poils
luisants de ces bestiaux, aux vaches laitières qu'é-
lèvent les nourrisseurs de Paris et que décime la
phthisie. Ne connaissez-vous pas au moins de réputation ces moutons de prés salés, dont la succulence
est si bien appréciée des amateurs?

La végétation des arbres et des bois paraît, il
est vrai, moins active, moins puissante, qu'à une
certaine distance de la mer. La violence des vents
d'ouest rend leur venue difficile sur les côtes,
mais un peu plus loin dans les terres, leur effet
ne se fait plus sentir, et, dans la belle et majestueuse forêt d'Eu, dans le parc même, vous trou-
vez de magnifiques échantillons des plus hautes
futaies de hêtres, d'ormes, de chênes, etc. (1).

Faut-il, d'ailleurs, vous faire voir que cette
cause est loin d'arrêter la sève dans l'espèce humaine? faut-il vous peindre ces hommes muscu-

---

(1) Le vent d'ouest produit sur la circulation de la sève un
effet remarquable et facile à vérifier sur les chênes, même abat-
tus, que l'on dépouille de leur écorce pour faire le tan. L'écorce
se détache et se déroule par feuillets larges et faciles tant que
le vent souffle de l'est. Vient-il à tourner à l'ouest, à l'instant
même le travail languit et finit même par s'arrêter.

leux et cárrés, cette population si puissante de
formes, ces poitrines larges, ces membres athlé-
tiques ? Comparez-les aux formes grêles et débiles,
aux apparences si délicates des habitants de la
capitale.

Une différence aussi tranchée doit avoir sa cause
et ses conséquences. En effet, on peut l'observer
et la poursuivre jusque dans la nature et dans l'essence des maladies. Les scrophules et la phthisie
sont rares sur nos côtes, et vous pouvez, sur ce
point, interroger tous les médecins. Chez vous,
qui peut les nombrer ? Non pas que je conseille
ici d'envoyer sur le littoral les personnes atteintes
de cette dernière maladie ; c'est un point sur lequel j'aurai plus tard à m'expliquer. Je veux seulement faire entendre que les conditions qui donnent lieu au développement de la phthisie se ren-
contrent rarement ici, malgré toutes les variations
atmosphériques auxquelles nous sommes sans cesse
exposés.

Il y a longtemps, d'ailleurs, que l'on a signalé
ce fait que, de nos jours, un homme éminent
dans la science a essayé d'utiliser au bénéfice de
ses malades. Je veux parler des expériences de
Laënnec pour produire artificiellement une atmosphère saline, dont il voulait entourer les poitri-

naires , atmosphère d'hôpital , entendez-vous ,
qu'il voulait rendre salubre , à laquelle il voulait
communiquer la puissance vivifiante de l'air océa-
nique , au moyen de fumigations de varecks. C'é-
tait se méprendre sur la cause de cette salubrité :
vouloir , dans une salle d'hôpital , viciée par la
respiration impure de tous ces grabataires , remplacer par quelques émanations de fucus à moitié
desséchés , ces vastes exhalaisons que nous lance
le souffle impétueux de la mer ! Ne faut-il pas
aussi tenir compte de la pureté vivifiante , de l'a-
gitation tonique d'un air sans cesse renouvelé, de la
lumière si puissamment réfléchie par nos sables et
par les eaux? Autant vaudrait , dans nos cabinets
de physique , prétendre reproduire les éclats et
les sillons dévastateurs de la foudre qui s'échappe
du sein des nuages embrâsés.

Tout en rendant hommage à l'homme de génie,
tout en admirant ses sublimes découvertes, reconnaissons que cette idée, qui annonce d'ailleurs que
la vérité était entrevue par lui, ne devait aboutir
à aucun résultat. Il eut fallu , avant tout , extraire
du foyer primitif ces malheureuses victimes(1) que

(1) A Paris et dans plusieurs grandes villes, le nombre des
phthisiques, dans le chiffre de la mortalité, est de 1 sur 5.

les grandes villes vouent aux ravages de la maladie tuberculeuse.

Certes, j'entends bien tenir compte et de la vie active, et du pénible apprentissage de la profession de marin; mais cette cause seule ne me suffit pas pour expliquer l'accroissement si considérable de la population maritime, et ne me dit pas comment leur nombreuse progéniture échappe à tant de dangers de la première enfance. Pourtant, le défaut de soins, de précautions hygiéniques, et souvent le choix de l'alimentation, devraient faire prévoir un résultat opposé.

Ce n'est pas seulement en favorisant la vigueur d'une constitution saine que l'air de la mer témoigne de son efficacité. Peut-être, ses effets sont-ils plus frappants encore quand ils s'exercent sur ces nombreux habitants des grandes villes, épuisés ou malades, qui viennent demander à ses émanations la force et la santé. Combien d'affections chroniques invétérées, désespoir du patient et du médecin, diminuent et guérissent par l'effet du seul changement d'atmosphère! Combien d'individus destinés à périr promptement dans nos grandes cités, retrouvent une vie nouvelle au milieu d'un air bienfaisant et pur! Tous les observateurs signalent avec quelle rapidité ce changement s'opère, surtout chez les jeunes enfants. Quelques jours à peine se sont écoulés, que déjà l'abattement et la pâleur ont fait place à l'animation et à la gaîté ; on peut suivre jour par jour les progrès de leur renaissance. Le travail digestif rendu plus énergique, les fonctions de la peau plus actives, la respiration plus complète, le sang mieux élaboré, devenu plus riche en matériaux réparateurs, donnent à l'ensemble de l'organisme une aisance, une activité, qui, jusque-là, lui étaient inconnues.

« Les hommes, avait dit Rousseau, ne sont point faits pour être entassés en fourmilière : » cette pensée signale énergiquement un fait trop réel. Elle nous fait toucher au doigt le principe du mal. C'est là, c'est dans l'encombrement des populations qu'il faut chercher la cause première, la source la plus féconde de tant d'altérations dans la santé. Sans parler de bien d'autres observateurs, Frank, Hufeland, le docteur Villermé, sont unanimes sur ce point. « Aucuns départements, dit ce dernier, dans son mémoire sur la mortalité en France, n'offrent moins de mortalité que ceux qui renferment moins de villes, et où la population, plus éparpillée, s'occupe plus exclusivement de l'agriculture, mène une vie plus active et se plaît dans les pays montagneux. » De tout temps, on a opposé la constitution frêle, les maladies fréquentes, profondes, incurables, des habitants des villes, à la santé robuste, à la longévité des habitants des campagnes.

Un document curieux, rapporté par le même auteur, donnera une idée de l'insalubrité de Paris au commencement du xive siècle. La mortalité générale n'y était pas moindre que le vingtième de la population totale, tandis que dans ces derniers temps, elle n'est que d'une personne sur au moins trente-deux. — Qui ne sait combien l'hygiène publique était alors négligée, et qu'à Paris, en particulier, on ne pouvait supporter l'horrible puanteur des rues, tant elles étaient encombrées de boue, de fumier et d'immondices de toutes sortes. (*Dict. de Méd.* , 2me éd.).

Sans doute, la salubrité générale de Paris a considérablement gagné depuis cette époque ; on pourrait néanmoins y signaler encore des quartiers dont l'insalubrité rappelle celle du xive siècle, et dont les misérables habitants sont encore soumis à l'affreuse mortalité de cette désastreuse époque. Demandez au docteur Beaudelocque, dont les études sur la maladie scrophuleuse ont jeté tant de jour sur cette question, et ont fait ressortir avec tant de force toutes les causes de viciation atmo-

sphérique que recèle encore la capitale ; deman-
dez-lui de quelle importance sont, pour la constitution, pour la santé, la pureté et le renouvellement de l'air que nous respirons. C'est pour lui
un principe, un élément bien autrement essentiel
à la vie que la nourriture la mieux choisie et la
plus riche en matériaux nutritifs. Il vous appor-
tera pour exemple les enfants parisiens qui,
nourris de pain et de viande en quantité convenable, subissent plus fréquemment la maladie
scrophuleuse que les enfants des campagnes, qui
mangent du pain noir, vivent de légumes, boivent
de l'eau ou de mauvais cidre, et mangent si rarement de la viande. Il vous citera les gens du peuple, à Palerme, qui se nourrissent de fruits à
peine mûrs, d'un peu de blé de Turquie ou de
quelques pâtes ; les Indiens, qui vivent presque
exclusivement de riz ; les soldats russes qui, en
temps de paix, ne mangent jamais de viande, et
dont la nourriture se compose, en grande partie,
d'un mélange d'orge, de blé-sarrazin et d'avoine,
qu'ils appellent *cacha* (p. 68) ; mais tous se livrent à de vigoureux exercices, ou, du moins,
passent leur vie au grand air, et cet aliment com-
pense pour eux l'insuffisance de nourriture.

Il vous dira encore comment on a trouvé les

moyens de faire perdre aux travaux d'assainisse-
ment de Paris leur caractère d'utilité, comment
les bénéfices de l'élargissement des rues se trouvent sacrifiés par les vices de construction des maisons. « On a séduit le public par une distribution
bien entendue, par la beauté des ornements, des
plafonds, par l'élégance et la propreté des esca-
liers ; on a fait valoir l'économie que l'on trouve
à meubler, à décorer, à chauffer des pièces peu
élevées et peu étendues. Quant aux inconvénients,
aux dangers de vivre-continuellement dans des
espaces resserrés, on n'y a pas même songé, et
personne, jusqu'ici, n'a appelé l'attention sur ce
point (p. 213). » J'ajouterai que la lumière, cet
autre élément si essentiel de la vie, dont je ferai
apprécier plus loin l'importance, est repoussée
avec autant de soin que s'il s'agissait d'un dangereux ennemi. Elle ne peut pénétrer que furtive-
ment à travers un triple rang de rideaux, de per-
siennes, de stores, etc.

Cette cause d'insalubrité, due à la viciation de
l'air, est si réelle, sa puissance d'action sur l'espèce humaine est telle, que sous nos yeux, dans
un tableau resserré, nous pouvons apprécier tous
les jours son influence.

Plusieurs communes de nos environs se livrent

à l'industrie mécanique dans des appartements bas, renfermés et humides; c'est le cas spéciale- ment des tisserands. Aussi, nous reconnaissons au premier coup d'œil leur population à ses formes grêles, à son teint hâve, à sa stature moins déve- loppée, à tous les signes, enfin, qui annoncent un arrêt de développement dans la charpente et dans la puissance musculaire. On les distingue ai- sément de la race agricole, dont la taille plus éle- vée, les membres robustes, la poitrine plus am- ple, le teint coloré, annoncent une circulation plus active, et un fonds de santé plus solide.

Que si nous examinons les contrées envahies par les vastes usines, par les manufactures en tout genre, les effets en sont encore plus désastreux.

Demandez aux conseils de révision, chargés de visiter les jeunes conscrits, si les diverses contrées de la France possèdent indistinctement les belles races d'hommes et le sang le plus pur. Tous n'au- ront qu'une voix pour répondre que les cantons agricoles, livrés aux exercices actifs de la culture, présentent un choix remarquable de soldats vigou- reux, bien découplés, tandis que les vallées cou- vertes de fabriques et d'ateliers, où s'entassent et fourmillent des milliers d'artisans, parviennent à peine à fournir leur contingent; il faut épuiser

3

toute la série, sans atteindre le chiffre voulu par la loi , parmi cette chétive population d'êtres rabougris , étiolés et difformes au physique comme au moral.

Voici un exemple entre mille. Un jeune homme d'un canton manufacturier me racontait que lorsqu'il fut appelé à passer devant les membres du conseil de révision , il fut admis d'emblée , sans examen, et presque avec admiration.— Or , vous saurez que sa taille n'a guère plus de cinq pieds , et que le reste du corps est à l'avenant. —Aussi , tout surpris d'être proclamé le plus bel homme de la classe , il se retourne ; examine les conscrits , et se trouve à peu près le seul dont la taille fût droite et régulière , dont la poitrine ne fût pas déjetée , dont les jambes et les bras ne fussent pas tordus , ou dont la colonne vertébrale ne fût pas contournée en spirale , etc.

Voici maintenant quelques chiffres qui auront leur signification. En Angleterre , le pays classique des usines et des filatures , on a constaté que sur 1078 enfants employés dans les fabriques, 22 seulement , étaient arrivés à l'âge de 40 ans, et 9, seulement , à celui de 50. Sur 824 ouvriers , la plupart en bas âge , employés dans six filatures , il n'y en avait que 183 jouissant d'une bonne santé;

240 étaient délicats, 258 malades, 43 rabougris, 100 affectés de gonflement des chevilles et des genoux, et 37 atteints de déviation du rachis (*An-nales d'hygiène*). Ces chiffres parlent plus haut que tous les commentaires qu'il serait facile d'y joindre (1).

(1) On peut voir la confirmation et l'explication de cet abâtardissement et de cette dégénération tant physique que morale, dans les articles pleins d'intérêt, publiés par M. L. Faucher, dans la *Revue des deux mondes*, sur Liverpool et Manchester. — « A Londres, à Liverpool et à Manchester, il y a deux villes dans une seule : d'un côté (pour les personnes aisées), de l'air, de l'espace et des provisions de santé ; de l'autre, tout ce qui empoisonne et abrège l'existence; l'entassement des édifices et des familles, l'obscurité, l'humidité, l'infection.

» Il faut donc peu s'étonner de ce que la mortalité frappe dans une proportion inégale les différentes classes d'habitants. A Manchester, les chances de la vie sont de 38 ans pour les classes supérieures, de 20 ans pour les boutiquiers, qui habitent plus à l'étroit et souvent dans de mauvais quartiers, de 17 ans pour les ouvriers des manufactures et pour les journaliers. —Quel commentaire pourrait être plus éloquent que le rapprochement de ces chiffres ? »

Communément il meurt autant de personnes avant l'âge de 20 ans dans les districts manufacturiers de l'Angleterre, qu'il en meurt avant l'âge de 40 ans dans les autres districts, sans excepter Londres lui-même. Sur 1,000 enfants qui naissent à Manchester dans les rangs de la classe laborieuse, 570 sont emportés avant leur cinquième année. Pour ceux qui attei-

Opposons à ce triste tableau , à cette déplorable dégradation physique , cette exclamation arrachée jadis à Saint-Grégoire , à la vue d'esclaves remarquables par la pureté de leurs formes et la beauté de leurs proportions , *non Angli, sed angeli.* (MIGNET. — *Not. et Mém. hist.*) Croiriez-vous que c'étaient les ancêtres de ces mêmes hommes , prisonniers et exposés en vente sur le marché de Rome ?

Remarquons pourtant qu'il ne s'agit pas seulement ici de malheureux épuisés par la misère et les privations ; ceux qui sont vigoureux et bien nourris sont massifs et n'offrent ni régularité ni juste proportion.

En rassemblant tous ces faits , en les groupant dans un même tableau , j'ai voulu faire saisir leurs rapports et leurs points de contact. Quelle que différence que paraissent offrir les degrés de l'échelle

---

gnent l'âge viril, la vieillesse est prématurée. Un fileur est hors de service à 50 ans.

L'aspect général de la population ne dément pas ces lamentables données de la statistique locale. Les ouvriers sont pâles et grêles, leur physionomie sans animation.—La beauté des femmes disparait, et la vigueur des hommes, qui décline, est remplacée par une énergie fébrile.

                                        16 *mars* 1844.

que nous venons de parcourir, il n'en est pas moins avéré qu'une même et unique cause, la viciation de l'air atmosphérique par l'encombrement, produit chez l'habitant des grandes villes la santé frêle et chancelante, chez l'ouvrier des manufactures cette profonde altération de l'économie, si frappante pour l'observateur.—La seule différence d'intensité de la cause produit des variations dans les résultats et dans les symptômes. — C'est ce que le chapitre suivant achèvera de démontrer.

CHAPITRE III

L'haleine de l'homme est mortelle pour
l'homme, au physique comme au moral.
J.-J. ROUSSEAU.

Des physiologistes ont essayé de poursuivre, jusque dans la texture la plus intime des organes et des tissus, le travail de la nutrition et du renouvellement interstitiel des molécules élémentaires. Des animaux soumis à une nourriture composée d'une matière colorante, de garance, par exemple, étaient sacrifiés ou mutilés après quelques semaines de ce régime. On pouvait lire alors dans la profondeur de leurs tissus, des os surtout qui avaient subi une complète coloration rouge, en vertu de quelle combinaison la substance nutritive élaborée par le travail digestif, se transforme, s'assimile et devient élément intime de la trame organique.

Eh bien ! les rapports de l'air avec les êtres organisés sont aussi intimes, son rôle dans les fonctions vitales est aussi essentiel, et ses combinaisons aussi profondes que celles subies par la substance alimentaire. J'espère vous faire comprendre sa puissante utilité, si vous voulez suivre les détails dans lesquels je vais être obligé d'entrer pour expliquer quelques-uns des phénomènes de la respiration.

J'écarterai autant que possible les termes scientifiques, et je m'efforcerai d'apporter dans mon exposé toute la clarté nécessaire pour rendre intelligibles les actes qui constituent une des principales fonctions de la nature organique.

C'est, qu'en effet, la respiration est un des phénomènes les plus importants, une des fonctions les plus générales de la nature. Depuis le plus humble végétal, depuis l'animal le plus inférieur de la création jusqu'à celui qui occupe dans l'échelle zoologique le rang le plus élevé, le contact de l'air atmosphérique avec les fluides du corps organisé est indispensable pour que la vie soit créée, pour qu'elle se soutienne.

Toute plante respire : elle absorbe l'air atmosphérique par la face inférieure de ses feuilles ou par la partie verte de son écorce. L'embryon qui germe, le bourgeon qui se développe, la fleur qui vient d'être fécondée, empruntent nécessairement à l'atmosphère les matériaux qu'ils doivent élaborer.

Le mollusque, qui fait corps avec son rocher immobile, le poisson qui sillonne les plus profonds abîmes des mers, l'insecte aérien qui bourdonne, le reptile qui se glisse sous les broussailles ou dans le sein de la terre, tous sont soumis à cette même condition d'existence. — Avant même que l'animal ne vive de sa vie propre, il a déjà subi cette loi. Ainsi, l'œuf fécondé que l'oiseau couve de ses ailes, a déjà respiré ; vous avez pu remarquer dans l'œuf de l'oiseau un vide entre la coquille et le feuillet de la membrane testacée. Ce vide est d'autant plus considérable que l'incubation a duré plus long-temps. C'est la *chambre à air*, c'est par là que s'effectue la respiration.

Ainsi donc, aliment primitif, universel, base

nécessaire, fondamentale de la vie, l'air atmosphérique doit vivifier le liquide nutritif de tous les
êtres organisés, lui imprimer des propriétés nouvelles pour que le flambeau de la vie s'alimente.
Sans lui, privés de son contact régénérateur, placés
dans le vide ou dans un gaz irrespirable, à l'instant
même tous succombent asphyxiés.

Or, voici en quoi consiste pour l'homme cette
fonction.

Chargé d'accroître ou d'entretenir la masse des
fluides et de fournir aux parties les éléments réparateurs, le sang se dépouille nécessairement à mesure qu'il traverse les organes d'une portion de
ses matériaux. Bientôt, devenu inapte à ses fonctions, il constitue le sang veineux qui est noir et
impropre à la nutrition. C'est alors qu'il vient se
présenter dans les poumons au contact de l'atmosphère.

L'air, composé de deux éléments, oxygène et
azote, dont le premier seul est respirable et nécessaire à la vie, cède au sang, à travers les ra-
mifications des vaisseaux, l'oxygène dont celui-ci
a besoin. A peine a-t-il été soumis à son influence,
que déjà sa coloration a changé. L'oxygène qu'il
dissout le reconstitue pour une nouvelle vie ; l'eau
et l'acide carbonique qu'il exhale en même temps

le purifient, il devient sang rouge, sang artériel,
et, chassé au loin, il va porter jusque dans les
vaisseaux les plus tenus de l'économie, la vie et la
chaleur.

On comprend donc de quelle importance est la
composition de l'air qu'on respire, puisque, destiné à purifier le sang, à se combiner avec la partie la plus intime, la plus vitale de nos organes,
il doit faire partie intégrante de nous-mêmes. Dans
un espace de temps d'une durée presque inappré-
ciable, toute la masse sanguine du corps humain,
cette chair coulante, selon l'expression de Bordeu,
doit avoir traversé les poumons, pour se revivifier
au contact de l'air à travers leur toile cellu-
leuse, pour y puiser un nouvel aliment qu'elle
consume bientôt. Aussi, la suspension, même
momentanée de la respiration, c'est l'asphyxie,
c'est la mort. Dans le langage du monde, comme
dans le langage de la science, respirer, c'est vivre.
C'est le premier besoin de l'enfant qui franchit la
barrière de la vie, c'est le dernier mouvement de
l'homme, à l'heure où la vie s'éteint.

Ce n'est pas tout encore. Si l'être organisé se
contentait de puiser dans l'atmosphère un élément
réparateur, s'il n'agissait que négativement en le
privant de son oxygène, l'altération de l'air, bien

que réelle, serait suivie d'inconvénients moins sérieux. Malheureusement, il y dépose des principes non seulement impropres à la respiration, mais même nuisibles à cette fonction. — Les plantes seules font une heureuse exception, comme nous le verrons bientôt.

Mais toutes les espèces animales, inférieures ou supérieures ; exhalent, soit par la peau, soit par les poumons, de l'acide carbonique, gaz délétère, de l'eau, de l'azote, autre gaz irrespirable, et une matière animale dont la nature n'est pas connue. Ainsi, chaque expiration de l'homme vicie l'atmosphère, en la privant d'une portion de son oxygène, et en le remplaçant par deux gaz impropres à la respiration et par des émanations animales putrescibles et facilement décomposables.

On admet qu'en vingt-quatre heures, l'homme expire environ 22 pieds cubes d'acide carbonique, et en absorbe 25 à 26 de gaz oxygène (1). Les expériences de MM. Andral et Gavarret se rapportant assez bien aux recherches des autres observateurs, établissent qu'un homme adulte consume en une heure de 11 à 12 grammes de carbone.

(1) Burdach, tome 8.

Il faut joindre à cette secrétion, d'abord la transpiration qui émane des organes respiratoires, et qu'on peut évaluer de 18 à 20 onces par vingt-quatre heures (1), puis la transpiration cutanée qui, chargée comme la vapeur pulmonaire, de substances animales volatilisées, peut être estimée à 28 onces par vingt-quatre heures, en prenant l'évaluation de Séguin, qui paraît se rapprocher le plus de la vérité (2).

La peau de l'homme exhale, en outre, de l'acide carbonique et même de l'azote, au dire de quelques observateurs (3).

Si nous résumons les faits précédents, nous trouvons que l'homme, après avoir vicié l'air par la soustraction de son oxygène, l'altère encore plus profondément en y déposant deux gaz irrespirables et les produits abondants, putrescibles, de la transpiration pulmonaire et de la transpiration cutanée.

Calculons maintenant en combien peu de temps l'atmosphère circonscrite d'une nombreuse réunion doit être épuisée de son principe vivifiant et satu-

(1) Burdach, tome 7. — Traité de Physiologie.
(2) Id. id.
(3) id. id.

rée de gaz impurs. Faisons l'application de ces faits à Paris, et l'on ne sera plus surpris que l'accumulation, dans un espace aussi resserré, d'une innombrable population d'êtres animés, porte atteinte à la pureté de son atmosphère. Elle doit donc altérer la santé de ses habitants, en viciant la composition intime de leurs organes, le principe même de leur existence.

On pourra m'objecter que les recherches de la chimie moderne sont en opposition avec ces conclusions, et que l'air de Paris, analysé comparativement avec celui pris à la campagne, n'a présenté aucune différence.

Je pourrais répondre par d'autres expériences dont les résultats seraient différents, et citer des observations tout opposées, mais j'aime mieux m'abstenir d'une polémique de citations. Il faut reconnaître que, sur ce point comme sur bien d'autres, la science est en défaut, et qu'il reste encore une belle moisson à faire dans les champs si glorieusement exploités par les travaux des Fourcroy, des Thénard, des Dumas, etc.

Quand une épidémie a sévi sur les populations, quand le choléra, par exemple, décimait la capitale, la chimie n'a-t-elle pas été impuissante dans la recherche de ce principe insaisissable, invisible, dont les effets dévastateurs n'étaient pourtant que trop appréciables.

C'est aussi par les faits qu'il faut prouver les funestes effets de l'encombrement, puisque le génie de l'homme n'a pas encore découvert une échelle au moyen de laquelle la salubrité relative des différents lieux puisse être exactement déterminée. Un petit nombre d'exemples nouveaux va suffire pour établir cette conviction, et sera le meilleur complément des détails qui précèdent.

Dans une atmosphère viciée par la réunion de de tous les principes nuisibles que nous venons d'énumérer, les accidents de méphitisme surviennent d'autant plus vite et sont d'autant plus redoutables, que la chaleur du milieu où l'accident arrive est plus élevée.

A diverses assises d'Angleterre, tenues dans des salles basses et étroites, l'affluence fut si grande, les accusés si nombreux, que les émanations de tous les assistants corrompirent l'air de la salle d'audience. A la fin de la session, les deux tiers des juges, la presque totalité des jurés et des spectateurs furent pris des symptômes de la plus grave maladie; et, dans l'espace de six semaines, plus de trois cents personnes en moururent.

Après la bataille d'Austerlitz (PERCY, *journal*

de médecine), trois cents Russes furent enfermés dans une de ces cavernes qu'on rencontre souvent en Moravie. Au milien de la nuit, la sentinelle, inquiète des hurlements effroyables qu'elle entend pousser, appelle la garde qui craint quelque soulèvement : on enfonce la porte, prêt à faire feu sur eux : quarante de ces misérables se précipitent au dehors, jetant de l'écume et du sang par la bouche; —les deux cent soixante autres étaient morts ou expirants.

On connait, enfin, le fait si souvent cité et emprunté à l'histoire des guerres des Anglais dans les Indes. Sur cent quarante-six hommes et une femme enfermés dans une salle de vingt pieds carrés, vingt-trois seulement sortirent vivants le lendemain, et tous furent atteints de fièvres graves.

Je terminerai par un dernier fait dans lequel on peut suivre et calculer les effets des miasmes organiques dus à l'encombrement.

Dans un rapport fait à l'academie des sciences, en 1829, sur un ouvrage de M. Costa, Dupuytren raconte que, dans le service d'hôpital qui lui était confié, jamais l'air n'avait présenté aucune fétidité tant que le nombre des malades ne s'était pas élevé au-delà de deux cents. En 1814 et 1815, ce nombre est porté à deux cent vingt, deux cent

quarante et trois cents. A l'instant une odeur
fétide qui s'attache aux vêtements, aux lits, aux
murailles, prend naissance; et, en même temps,
on voit naître la pourriture d'hôpital. — Bientôt
le nombre des malades diminue, aussitôt l'odeur
et les accidents disparaissent et tout rentre dans
l'ordre. —(*Dict. de Méd.*, *t.* 19.)

Certes, voilà des faits concluants et dont les
conséquences et la valeur ne peuvent être mises
en discussion. Sans doute d'aussi graves accidents
sont rares, et j'admets qu'il s'y trouvait réunion
exagérée de toutes les conditions fatales de l'encombrement : mais aussi les effets en ont été
désastreux.

Sans vouloir ici établir une comparaison contre
laquelle on se récrierait, et que je ne croirais pas
non plus parfaitement fondée, n'aperçoit-on pas
pourtant quelque rapprochement, une certaine
analogie, dans ces nombreuses réunions d'hiver,
dans ces salles de spectacle, dans ces routs où
les plus vastes salons peuvent à peine suffire à la
circulation des invités? Croit-on que l'air dont
s'emplissent les poumons soit bien vivifiant et pur,
quand toutes ces poitrines haletantes, ces milliers
de bougies qui scintillent et la flamme ardente des
foyers lui ont soutiré son oxygène; quand les

4

produits de la perspiration pulmonaire et cutanée
de cette multitude agitée et soumise au mouvement
rapide de la danse ou de la valse, ont vicié cette
atmosphère circonscrite ? Parce que les effets fâcheux de cet encombrement ne se font pas sentir
immédiatement ; pensez-vous qu'on ne doive pas
les porter en ligne de compte, dans la liste des
causes qui font à Paris tant de santés chance-
lantes ?

Mais, je ne veux pas épuiser le sujet, je voulais
seulement en faire comprendre l'importance.

CHAPITRE IV

Suite du chapitre précédent

Les rayons du soleil sont les yeulx radieux
Qui donnent vie à touts, nous maintiennent et gardent.

Quelques mots maintenant sur un autre agent non moins précieux, et non moins négligé, je veux parler de la lumière, ce fluide subtil et rare, cette essence éthérée qui n'est guère moins essentielle aux fonctions de la vie. Son rôle, vis-à-vis de l'être organisé, est presque aussi fondamental que celui de l'air, dont elle est en quelque sorte le complément.

Lavoisier a bien apprécié toute son importance lorsqu'il dit : « L'organisation, le sentiment, le mouvement spontané, la vie, n'existent qu'à la surface de la terre et dans des lieux exposés à la lumière. On dirait que la fable du flambeau de Promethée était l'expression d'une vérité philosophique qui n'avait pas échappé aux anciens. Sans la lumière la nature était sans vie, elle était morte et inanimée. Un Dieu bienfaisant, en apportant la lumière, a répandu sur la surface de la terre l'organisation, le sentiment et la pensée. » — (DUMAS, *Leçon sur la statique chimique des êtres organisés.*)

J'ai déjà fait entendre que les végétaux se comportaient à l'égard de l'atmosphère différemment des animaux. En effet, les plantes restituent à l'air l'oxygène dont l'a privé la respiration animale : pour ce faire, elles décomposent ce gaz que nous avons vu être exhalé par l'homme, l'acide carbonique ; elles fixent, c'est-à-dire absorbent le carbone et laissent dégager l'oxygène. Mais il faut que le soleil soit au-dessus de l'horizon, il faut que la lumière solaire intervienne pour que les végétaux, armés de la force chimique

qu'elle leur prête, puissent ainsi fonctionner et produire cette immense quantité de matière organique,
destinée à la consommation du règne animal.
Alors, à l'aide de la lumière et de la chaleur
émanées du soleil, l'acide carbonique disparaît,
et l'on voit des bulles déliées d'oxygène se développer sur tous les points de la feuille et des parties
vertes des végétaux. A peine le jour a-t-il fait
place aux ténèbres, que leur rôle est changé et
qu'ils laissent filtrer à travers leurs vaisseaux l'acide
carbonique qui se dégage dans l'atmosphère.

Chose bien digne d'intérêt, remarque M. Dumas
(*Loc. cit.*) : Ces parties vertes des plantes ne se
trouvent pas reproduites dans l'appareil de Da-
guerre, si l'on vient à y transporter leur image,
comme si tous les rayons chimiques, essentiels
aux phénomènes daguerriens, avaient disparu
dans la feuille, absorbés et retenus par elle.
Absorption qu'explique la dépense énorme de
force chimique, nécessaire à la décomposition d'un
corps aussi stable que l'acide carbonique.

Mais l'action de la lumière sur les végétaux ne
se borne pas à favoriser leur force de décomposition, elle se fait encore sentir sur leur texture
même. Les plantes qui croissent dans des cavités
souterraines sont privées de couleur, de consistance;

elles deviennent spongieuses, aqueuses, tendres,
et perdent leurs principes actifs avec la fermeté
de leur parenchyme.

Les mêmes effets s'observent dans le règne
animal : les poissons qui vivent à de grandes
profondeurs ou dans la vase ; le reptile qui fuit
la lumière du jour, sont peu colorés. A qui voyons-
nous au contraire les couleurs les plus vives et les
plus éclatantes ? N'est-ce pas à ces fils de l'air, à
l'insecte diaphane qui réfléchit comme un prisme
les plus riches teintes de la lumière dont il est
imprégné ; à l'oiseau aérien dont la splendide et
inimitable livrée, plus étincelante, plus variée que
les plus précieuses pierres de l'Orient, éblouit le
spectateur par l'éclat de ses reflets ondoyants, et
confond le peintre par la richesse et la diversité
de ses couleurs ? Ce n'est pas dans nos climats
brumeux et sombres que la nature déploie ce
luxe d'ornements ; mais dans ces contrées de la
zone torride qu'inondent des flots de lumière,
que l'astre du jour féconde incessamment de
ses rayons brûlants.

L'action seule de la chaleur, comme on pourrait le croire, pour ces climats qu'enveloppe une
atmosphère de feu, ne suffit pas à déterminer cette
coloration si animée, ces teintes si brillantes. Pre-

nons l'homme pour exemple : comparons le créole indolent qui, nonchalamment étendu sur un moelleux divan, se garantit avec soin des atteintes de la lumière, à l'énergique et actif indigène qu'entraînent au milieu des plaines ou les travaux de la culture, ou l'attrait de la chasse. La blancheur de son teint, la finesse et la transparence de sa peau ne contraste-t-elle pas de la manière la plus frappante chez le premier, avec le derme fortement bruni, cuivré ou bronzé de l'indigène ? et pourtant ni l'un ni l'autre n'a de refuge contre les ardeurs de la température. — La seule différence d'intensité de lumière qu'ils subissent, établit entre eux ce contraste. Ce qui confirme ce fait, est le suivant : dans les contrées les plus septentrionales, près des cercles polaires, les Esquimaux et les Groënlandais, soumis pendant six mois consécutifs à un jour permanent, et, pendant les autres six mois, à l'éclat éblouissant de la neige qui leur réfléchit si puissamment la lumière de leur crépuscule et de leurs aurores boréales, sont tous bruns, très-basanés, ont la barbe et les cheveux noirs, malgré la température glaciale qui désole ces climats.

Soustrait à l'influence bienfaisante de la lumière, l'homme est frappé de langueur, sa peau se dé-

colore, la circulation, les fonctions cutanées sont
dans un état complet d'atonie ; le sang paraît appauvri. M. de Humboldt est persuadé que l'absence des difformités du corps, la rareté des
déviations rachidiennes dans certaines races d'hommes, surtout chez les peuples qui ont le système
dermoïde fortement coloré, tient en partie à l'action vivifiante du fluide lumineux (1).

(1) M. Edwards a constaté dans ses expériences combien
la lumière était essentielle au développement des animaux. Il
plaça des œufs de grenouilles avec de l'eau dans des vases,
dont l'un était rendu imperméable à la lumière par des enve-
loppes et un couvercle de papier noir ; l'autre était transparent.
Il les exposa de manière à ce que leur température fût égale et
que le vase transparent reçût les rayons du soleil.

Les œufs exposés à la lumière se développèrent successi-
vement. Il n'en fut pas de même des œufs dans l'obscurité,
aucun ne vint à bien.

Des têtards de grenouilles et de crapauds accoucheurs placés
dans des conditions analogues donnèrent les mêmes résultats.

On peut donc conclure de ces faits que l'action de la lumière
tend à développer les différentes parties du corps dans cette
juste proportion qui constitue le type de l'espèce. Ainsi le
protée anguiforme qui vit dans les eaux souterraines de la
Carniole, où l'absence de la lumière se joint à la basse température de ces lacs, vit toujours avec les caractères propres au
jeune âge et n'atteint jamais le développement de la forme
propre à l'adulte. (*Influence des ag. phys. sur la vie.*)

J'ai essayé de présenter ici les faits les plus concluants, les preuves les plus palpables pour faire ressortir la différence qu'imprime à l'économie la seule influence de l'air, selon qu'il est pur ou vicié, et l'action de la lumière en raison de son intensité. Je le repète donc en terminant : le remède le mieux approprié, le contrepoison le plus direct, le seul peut-être qui puisse sinon annihiler, du moins pallier le funeste effet du séjour dans les grandes villes et l'encombrement des populations, c'est l'air pur, vivifiant, tonique de nos champs, des montagnes ou des bords de la mer. C'est l'air, c'est l'espace, c'est la lumière, qu'avant tout il faut demander dans ces pérégrinations annuelles, dont la nécessité n'est pas encore assez généralement appréciée. Sans eux, point de mouvement, point de vie. Et ici, je n'envisage pas seulement le résultat du moment : l'intérêt de la génération actuelle, celui de votre santé, de vos souffrances n'est pas seul en jeu. Songez que vous êtes responsables de l'avenir. Songez que c'est vous qui préparez ces générations naissantes, auxquelles vous allez léguer vos misères et vos infirmités, ou cet état sain et dispos du corps, cette aisance physique qui sont loin de nuire aux facultés de l'esprit. — Car, disaient nos anciens, avec un grand sens : *mens sana in corpore sano*. — Leurs destinées sont entre vos mains, n'en disposez pas à la légère : l'intérêt de toute une société est en jeu.

CHAPITRE V

Ne quid nimis.
Ne soyez pas plus sages qu'il ne faut,
mais soyez sobrement sages.
MONTAIGNE.
SAINT-PAUL, *Epitre aux Romains.*

Si le lecteur a bien voulu suivre avec attention les précédents chapitres, il ne sera pas surpris, sans doute, des détails dans lesquels j'ai cru nécessaire d'entrer à propos de la pureté de l'air atmosphérique : il en aura senti toute l'importance, et comprendra pourquoi j'ai traité avec quelques devéloppements une question qui, tout en paraissant étrangère à mon sujet, s'y rattache pourtant d'assez près. Trop d'intérêts se liaient à cette manière plus générale d'envisager la question hygiénique des bains, pour qu'il fût possible de s'en tenir à de simples assertions, sans en fournir les preuves.

Maintenant, j'arrive à un autre ordre de faits ; et la même insistance que j'ai mise à signaler les dangers d'un air vicié et les avantages du séjour sur les bords de la mer, va devenir nécessaire pour faire ressortir les inconvénients également graves des bains de mer pris à contre-temps, ou dans des conditions défavorables. — Ce n'est pas sans dessein que j'ai placé ici ce chapitre. Il est destiné à faire en quelque sorte contre-poids, à prémunir les enthousiastes, et à les garantir d'un funeste entraînement à la vue de tous les avantages que produisent l'air maritime et les bains.

Je ne saurais donc trop le répéter : fuir tous les ans pour quelques semaines l'atmosphère empoisonnée des villes est un acte de haute prudence : mais se lancer à corps perdu, sans autre guide que son caprice ou son instinct, au sein d'une eau minérale quelconque, est un acte de folie. Pour les individus en santé, ce peut être un signal de maladie ; pour quelques malades, un arrêt de mort.

En m'élevant avec force contre les abus des bains, en signalant à haute voix leurs dangers, je crois me montrer leur partisan aussi zélé , qu'en appelant de tous points la foule des baigneurs au récit de leurs effets merveilleux. Si j'avertis les malades du danger qu'ils courent en s'y exposant mal à propos , si j'empêche les bains de leur être nuisibles , je ne m'expose pas à faire mettre en doute leur vertu curative à la vue d'un revers ou d'un accident. A quelle autre cause tient en effet un sentiment qui longtemps a regné dans le monde et qui conserve encore aujourd'hui des croyants ? Tout individu adressé par la faculté aux eaux minérales est, dit-on, un homme perdu, sacrifié , dont on veut se débarrasser, et qui joue quitte ou double avec peu de chances de gain. Il n'a fallu qu'un certain nombre de faits malheureux , quelques exemples d'insuccès , pour jeter le discrédit sur une médication puissante entre les mains des médecins qui savent la manier. Il a suffi que quelques praticiens peu confiants dans la vertu médicamenteuse des eaux elles-mêmes , et, ne tenant compte que de l'influence hygiénique du climat et du voyage, n'aient pas hésité à y adresser

des cas désespérés et sans ressources, pour faire
rejaillir sur les eaux minérales la méfiance et le
blâme que des revers trop nombreux semblent
justifier.

C'est un sujet grave pourtant et sur lequel nos
confrères devraient quelquefois diriger leurs
méditations. Car trop souvent il arrive que l'on
se voit obligé de désapprouver leur traitement et
de renvoyer des malades auxquels les bains
seraient pernicieux. Pas une année ne se passe
sans que je me sois vu dans la nécessité d'interdire
les bains, si je suis consulté assez à temps pour
le faire, ou d'administrer des soins médicaux à
des personnes dont les accidents ont été aggravés
par suite de leur emploi. — Il faut reconnaître
cependant, que la plupart du temps, les baigneurs
n'ont pris conseil que de leur propre volonté et
quelquefois-même n'ont tenu aucun compte des
avis de leur docteur ; persuadés qu'ils sont de
l'innocuité de l'eau de mer.

Il n'en va malheureusement pas ainsi, et le
chapitre des abus est fertile en accidents qui ne
sont pas assez connus, et sur lesquels on n'a pas
suffisamment appelé l'attention. Les Anglais ont
plusieurs traités qui signalent les dangers des bains
de mer pris dans des conditions défavorables, ou

inconsidérément, mais en France, on n'a peut-
être pas assez insisté sur ce point. On a bien in-
diqué quelques unes des circonstances qui contre-
indiquaient leur emploi, mais on n'a pas fait
ressortir avec assez de force et d'évidence les
inconvénients et les dangers de leur abus. On n'a
pas cité assez de faits pour convaincre les incré-
dules de la réalité de leurs effets pernicieux dans
des cas où il aurait fallu s'en abstenir.

C'est que les bains ne sont pas de ces moyens
indifférents avec lesquels il est permis de jouer,
et que l'on peut à son gré accorder à une
fantaisie de malade. C'est au contraire une médication très-active, pouvant amener des résultats
merveilleux quand ils sont bien indiqués, mais
par la même raison pouvant entraîner les plus
funestes effets s'ils sont administrés à contretemps.
Tour à tour poison destructeur ou remède efficace
selon la dose à laquelle on l'administre, ou selon
les cas auxquels on l'applique. Car il ne faut pas
perdre de vue cette vérité, qu'un remède actif
pour le bien, doit être aussi énergique pour le
mal. N'est-ce pas dans la classe des substances
les plus vénéneuses, que nous puisons nos médi-
caments les plus utiles, les plus héroïques?

N'en est-il pas de même tous les jours sous nos

yeux dans l'ordre social? Les individus capables
des plus grands crimes ne le sont-ils pas quelquefois des actions les plus éclatantes? Les caractères
énergiques, doués d'instincts puissants, de passions brûlantes, tiennent difficilement un milieu
dans la carrière du monde : ils deviennent selon
que les circonstances, leur éducation, ou la fa-
talité les entraînent, de profonds scélérats ou
d'admirables héros. « Jamais homme sans défaut
eût-il de grandes vertus ? » a dit Rousseau.

Avant tout il faut bien s'entendre sur l'action
des bains. — J'expliquerai plus tard leur mode
d'agir, mais je le dis à l'avance, les bains sont un
remède excitant. Imbu de cette funeste idée que les
bains *rafraîchissent,* plus d'un malade, entendant
parler d'irritation et d'échauffement intérieur, a
cru pouvoir, sans compromettre sa santé, user
d'un moyen qui lui semblait être l'antidote de
son mal. On ne saurait trop s'élever contre cette
idée et contre l'expression qui la traduit, car
tant de monde est l'esclave ou la dupe des
mots, qu'il est essentiel de n'employer que des
expressions d'une signification précise et juste. —
Je le répète donc, les bains stimulent, travaillent
l'organisme, le tonifient, en un mot c'est un
moyen excitant.

Un des abus les plus communs est relatif à la durée du bain. — J'ai vu des jeunes femmes, des enfants sortir de l'eau transis, grelottants, la figure décomposée et violette, le nez effilé, dans un état de souffrance profonde, pour avoir prolongé leur bain un quart-d'heure et même davantage. Je dirai, dans un autre lieu, comment la durée de l'immersion doit être proportionnée à l'âge, et à la constitution du baigneur ; je me contenterai ici de dire en général, que le bain doit être court, de quelques minutes au plus, et que des accidents graves ont pu résulter de l'oubli de cette règle. Le docteur Gaudet, dans l'ouvrage consciencieux et riche de détails qu'il adresse aux médecins pour leur servir de guide dans l'administration des bains de mer, cite plusieurs observations où la prolongation du bain fut suivie d'accidents sérieux. J'ai été témoin de plusieurs faits de ce genre.

S'il existait préalablement dans l'organisme des prédispositions à une maladie inflammatoire quelconque, les accidents peuvent être encore plus intenses et être suivis d'un issue funeste. — *Voir dans les notes, à la fin du volume les Obs.* 1re, 2e.

J'aurais pu multiplier les observations, mais je crois ces exemples bien suffisants pour édifier sur ce point, et pour persuader qu'il est bon de s'éclairer de l'avis d'un homme de l'art sur le temps que l'on doit passer dans l'eau, à moins de limiter soi-même l'immersion à un temps très-court.

Il est maintenant des circonstances d'âge, de conditions physiologiques, de maladie, qui contre-indiquent formellement l'emploi des bains froids, quelle qu'en soit la durée, sous peine d'aussi funestes résultats que dans les observations précédentes.

D'abord chez les enfants au-dessous de deux à trois ans, on doit s'abstenir complètement des bains froids. — La puissance de calorification qui est si faible à cet âge, l'impression de frayeur produite par la vue des vagues, rendent suffisamment compte du motif de cette interdiction. J'ajouterai même que chez quelques enfants plus âgés, l'émotion produite par la vue de la mer est si profonde, leurs cris et leurs sanglots annoncent un trouble si intense, que la prudence exige qu'on y renonce chez eux, si l'on ne veut s'exposer à provoquer des convulsions. Un fait de ce genre, dont j'ai été témoin, me fait m'applaudir d'avoir, dans plus d'une circonstance, arrêté des parents prêts à ne tenir aucun compte de l'inexprimable perturbation à laquelle leurs enfants étaient en proie.

Pour les personnes âgées qui n'auraient pas conservé depuis longues années l'usage des bains froids, la facilité de refroidissement, le défaut de réaction, entraînent les mêmes préceptes. — Noublions pas cette phrase de l'auteur des maximes : *La vieillesse est un tyran qui défend sous peine de la vie les plaisirs de la jeunesse.* Elle en interdit également les exercices, et exige de puissantes modifications dans le traitement des maladies. L'âge avancé des personnes, dans les observations citées ci-dessus, a peut-être contribué à aggraver des accidents, qui sans cette condition eussent pu être moins sérieux. (*Voir les deux premières Observ.*)

L'état de grossesse est signalé par tous les auteurs comme une contre-indication positive des bains de mer ; et c'est avec raison. La pléthore sanguine, ordinaire à toutes les femmes enceintes, dispose trop évidemment aux congestions actives, pour qu'il soit prudent de violer cette règle. Si l'on voit quelques guides-baigneuses continuer leur profession, c'est que leur vigoureuse constitution, et la pratique journalière de la mer, en émoussant leur sensiblité, ont rendu cette conduite sans danger pour elles. C'est une exception qu'il ne faut pas prendre pour base de sa conduite.

L'emploi des bains froids réclame encore les plus grandes précautions à cette époque de la vie , que l'on est convenu d'appeler l'âge critique. Mais ce n'est pas chez les femmes seulement qu'il se passe des phénomènes qui doivent modifier leur organisme. Il s'opère chez les hommes, vers l'âge de quarante à cinquante-cinq ans , une révolution physiologique qui détermine surtout une prédominance du système veineux sur le système artériel , et produit chez eux une perturbation assez profonde , pour que la mortalité de cet âge soit plus considérable encore que chez la femme. Voilà qui renverse les idées généralement reçues, mais c'est un fait facile à vérifier. Aussi, si l'on doit redouter chez les personnes du sexe féminin , les congestions de la matrice , les hémorragies utérines , il faut se méfier dans le sexe opposé des congestions cérebrales et pulmonaires , des engorgements du foie , etc... En un mot , il existe momentanément dans l'économie à cet âge , quel que soit le sexe , une pléthore sanguine qui exige quelque modification dans le régime de vie , et la plus grande réserve dans l'usage d'un moyen aussi excitant que l'eau de la mer.

Buchan signale encore un état particulier de l'économie, caractérisé par une irritabilité générale, des digestions difficiles, des borborygmes, avec la langue chargée et le blanc des yeux jaunâtre (état bilieux), comme contre-indiquant les bains de mer, à moins qu'on ne les fasse précéder d'une application de ventouses ou d'un purgatif.

Dans toutes les maladies avec fièvre, compliquée d'inflammation locale, les bains de mer doivent être absolument proscrits.

Lors même qu'il n'existe pas d'état fébrile, bien des engorgements locaux accompagnés d'irritation et de sensibilité doivent en interdire l'usage. J'ai vu fréquemment des engorgements de la matrice ou de l'ovaire, dont tous les symptômes d'irritation n'avaient pas été complètement éteints, être ranimés et passer à l'état aigu sous l'influence des bains. L'abaissement de l'utérus contre lequel les bains froids sont si souvent indiqués, est parfois accompagné ou déterminé par un engorgement actif qui doit être traité préalablement, si l'on ne veut s'exposer à voir empirer la situation de la malade.

Quelques observations de ce genre feront voir que l'on ne saurait apporter trop de soin et de patience pour user et détruire tout germe d'irri tation locale, avant de recourir à une médication qui a pour effet d'activer la circulation générale et locale, et de rallumer tout foyer incomplètement éteint. (*Voir Obs.* III, IV, IV.)

L'anévrisme avec hypertrophie du cœur doit encore faire interdire l'emploi des bains de mer. Je n'en veux pas d'autre exemple que celui de l'illustre Dupuytrein, que nous avons vu à Tréport lutter sans succès contre la maladie qui le minait. Il est à peu près certain que l'affection du cœur dont il était atteint fut aggravée par les bains froids qui abrégèrent le terme d'une si belle carrière.

Les personnes sujettes aux congestions céré-brales ou pulmonaires seront soumises à la même interdiction. Chez M......, les bains de mer provoquèrent une hemoptysie grave. (Voir en outre *Obs.* VI et VII.)

Je ne terminerai pourtant pas sans faire observer qu'en outre de tous ces cas où la maladie, l'âge, la disposition physiologique, sont une contre-indication à l'usage des bains, il existe quelques cas particuliers où sans cause applicable, sans qu'à l'avance on puisse en faire un précepte fondé, quelques personnes sont dans l'impossibilité de se livrer aux bains de mer, soit comme hygiène, soit comme exercice.

Ainsi M...., âgée de 26 ans, d'une constitution robuste et vigoureuse, d'un tempérament sanguin, habitué aux bains de rivière, ne peut essayer un bain à la mer sans être pris d'un accès de fièvre intense avec congestion cerébrale et quelquefois hémorragie nasale.

Un autre jeune homme, également d'une bonne constitution, éprouve infailliblement, après deux ou trois bains, un accès de fièvre, avec douleur à l'épigastre et crampe d'estomac. La langue se charge, l'appétit se perd, et s'il ne suspendait ses bains, il pourrait s'ensuivre une maladie.

Quelques personnes éprouvent dans l'eau des accès de suffocation, des étouffements assez forts pous les obliger à se retirer, de peur d'accidents plus sérieux.

Un des effets les plus singuliers produits par le bain de mer s'est rencontré chez la sœur de Mme....., dont j'ai cité plus haut l'observation. Une sueur abondante se manifestait sur toutes les parties du corps qui étaient hors de l'eau, la figure rougissait, les mains devenaient brûlantes, en un mot on observait tous les effets que produirait un bain trop chaud.

Tous ces cas particuliers tiennent à une disposition spéciale de l'organisme, à une idiosyncrasie impossible à prévoir, mais dont il faut tenir compte, et qui doivent rendre réservé dans l'essai des bains.

Je viens de faire passer sous les yeux du lecteur quelques uns des effets de l'eau de mer. On ne peut désormais nier leur puissance et leur énergie : il faut bien en conclure qu'un médicament aussi actif, ne devant être manié qu'avec réserve et avec connaissance de cause, il sera prudent que tous ceux qui voudront en faire usage s'adressent à qui de droit pour être renseignés sur son adminis- tration. Croit-on qu'une intervention médicale mûrement pesée et réfléchie soit déplacée en af- faire aussi grave ? On ne voudrait pas, sans l'avis de son médecin, avoir recours à une application de quelques sangsues, à un léger purgatif, et l'on hésiterait à prendre ses conseils quand il est évident que l'on joue aux bains de mer sa santé et sa vie. Je me trouverai amplement dédommagé de mon travail, si je réussis à convaincre de cette impé- rieuse nécessité.

CHAPITRE VI

L'étude du froid est immense et du plus haut intérêt.
LACORDIÈRE.

Comme on distingue les climats par les degrés
de latitude, on pourrait les distinguer, pour ainsi
dire, par les degrés de sensibilité.
MONTESQUIEU.

Il est donc bien et dûment établi de ne pas
plaisanter avec les bains froids. C'est une arme
dangereuse qui éclatera entre des mains impru-
dentes. On peut la comparer à ces puissantes ma-
chines créées par l'industrie humaine, qui, maî-
trisées par l'expérience, produiront de merveilleux

résultats ; mais aussi elles peuvent provoquer des effets désastreux, semer l'incendie et la désolàtion, si on les abandonne aux hasards de l'inexpérience.

Après de tels exemples du danger de l'application intempestive des bains de mer, je crois nécessaire d'entrer dans de nouveaux détails pour bien faire comprendre les effets immédiats et consécutifs du froid. Nous examinerons comment l'atmosphère influe sur notre organisme, non plus par sa composition, mais par sa température et par ses variations ; quelle modification l'homme en éprouve; quelle est sa force de résistance aux extrêmes du froid et du chaud.

Et d'abord, qu'est-ce que le *froid* ? Car nous sommes déjà convenus qu'il est essentiel de bien s'entendre sur la signification précise des mots. Le *froid* n'est pas un être réel jouissant d'une existence indépendante ; ce n'est pas, comme le croyaient Lucrèce et Epicure, et comme on l'a répété long-temps après eux : « un être formé de corpuscules frigorifiques; » le froid est une négation ; c'est l'absence ou la soustraction de la chaleur, produisant sur nos organes ou sur nos instruments un effet opposé à celui que produit cette dernière. Le froid n'exprime qu'une idée relative, surtout si nous prenons nos sensations pour guides. N'est-il pas vrai qu'une température de 10° au-dessus de zéro, qui l'été nous semblera désagréable et froide, nous paraîtra pendant l'hiver agréable et chaude? C'est ainsi que l'on peut comprendre comment une température de 24° à 29° centigr. au-dessous de zéro parut au capitaine Ross et à ses compagnons réellement chaude : c'est que la veille le thermomètre était à—47°.

Il faut ajouter que certaines conditions d'âge, de tempérament, d'habitude, rendent bien différent le degré d'impressionnabilité des individus. Je connais des personnes qui frissonnent dans un bain à + 30° cent.; j'en sais d'autres qui le trouvent trop chaud à + 25°. Cependant, comme dans toute opération intellectuelle, il est nécessaire d'adopter des principes généraux qui servent de base à chacun, on est convenu, dans nos climats tempérés, d'appeler froid modéré la température variant de 0° à 10° au-dessus de zéro. La température moyenne de nos climats est à peu près + 10° à 12°, et c'est celle dont l'action a été le plus étudiée, car de tous temps les philosophes et les médecins ont su tirer parti, pour la conservation de l'homme ou pour sa guérison, d'un modificateur aussi répandu, aussi énergique. Celui de nos compatriotes qui sut un des premiers en

faire et en prescrire la plus heureuse application
fut le célèbre Rondelet, que nous ne connaissons
guère que sous un autre nom. Et pourtant le
fameux *Rondibilis* méritait d'être autrement connu
que par les traits ridicules dont l'a affublé la verve
comique de Rabelais.

« Il n'est pas permis de douter , dit le docteur
Lacorbière dans son savant ouvrage, auquel nous
empruntons plusieurs des détails qui vont suivre
(*Traité du froid, de son action et de son emploi*),
qu'un modificateur aussi universel que le froid ,
que l'homme rencontre dans tous les points
de sa résidence , n'ait dans la nature une haute
destinée providentielle , et pour l'homme sain et
pour l'homme malade. » En effet, son usage , devenu plus général depuis quelques années , a
rendu d'éminents services.

Quelle est donc l'action de ce puissant agent ,
comment influence-t-il notre économie?

L'action immédiate du froid est de calmer et
d'affaiblir. Brown a prouvé que le froid était le
débilitant le plus parfait, le sédatif le plus puissant
que nous possédions en thérapeutique.

J'ai pourtant avancé que les bains de mer
étaient excitants. Je le maintiens encore, et j'expliquerai plus loin cette apparente contradiction,

Oui, l'effet primitif, immédiat du froid est de débiliter, de refouler la vie vers le centre. Et les faits abondent autour de nous pour confirmer cette vérité. Pour une grande partie des animaux inférieurs, ne semble-t-il pas que pendant l'hiver la vie se retire de la surface de la terre ? Un grand nombre d'entr'eux succombe aux premiers froids : le venin des reptiles est moins destructeur ; la plupart s'enfoncent dans la terre et s'engourdissent.

Si nous jetons les yeux sur l'homme, les faits nous révèlent que le froid est fatal à tous ceux dont l'organisme fléchit sous un venin intoxicateur quelconque. Un bain froid prolongé, la pluie, hâtent rapidement la mort chez les individus mordus par le serpent trigonocéphale des Antilles, chez l'homme qui subit l'action du mancenillier ; ils favorisent l'absorption des miasmes des marécages et des épidémies.

Suivons l'espèce humaine dans diverses régions du globe ; comparons la manière dont s'accomplissent ses principales fonctions, dans ces climats de glace que renferment les cercles polaires, et dans ces contrées de feu comprises entre les tropiques.

Nous rencontrerons chez l'habitant de ces dernières régions une circulation sanguine rapide, une respiration fréquente et un système nerveux surtout dont le développement et l'activité sont extrêmes. C'est principalement dans les pays tropicaux que l'influx nerveux jouit d'un degré de vitalité incroyable, qu'augmente encore le repos forcé auquel la chaleur condamne l'homme. Une singulière inégalité d'humeur, une prodigieuse activité d'imagination, une vive pénétration le distinguent et le caractérisent. Enervés de bonne heure par les excès, par l'activité d'un climat dévorant, par leur passions pour les émotions fortes, les créoles de toutes les classes sont flétris avant l'âge ; la durée moyenne de la vie est bien diminuée d'un huitième chez l'homme, qui atteint rarement l'âge de soixante ans. (ROCHOUX , *Dict de méd.*, 2e *éd.*)

Quel contraste va nous offrir la zone glaciale, où la rigueur du froid semble enchaîner la terre avec tout ce qui l'habite dans une sorte d'immobilité léthargique ! Sous cette influence, nous verrons les inspirations devenir plus rares, et les contractions du cœur se ralentir jusqu'à trente ou quarante pulsations par minute. Les fonctions nerveuses sont languissantes, l'imagination peu développée, la sensibilité obtuse ; mais la vie est plus concentrée et par suite plus prolongée que partout ailleurs. Ces gens-là seraient insensibles à toutes nos émotions, tant physiques que morales ; ils sont de ceux dont on a dit que pour les chatouiller il faut les écorcher.

Ainsi donc le froid engourdit, émousse nos sensations, il concentre la vie, refoule nos liquides de la circonférence au centre, en un mot, il est débilitant, sédatif. Les personnes qui ont pris des bains froids se rappelleront aisément que telle est la première impression produite en entrant dans l'eau.

Mais si l'homme subissait sans résistance cette influence dépressive du froid, s'il était jeté au milieu des régions glaciales sans porter en lui la puissance de résister à l'action désorganisatrice d'une température extrême, nul doute qu'il ne dû rapidement succomber. Heureusement la nature a pris soin de le pourvoir d'un moyen qui le met en mesure de résister aux plus cruelles rigueurs de la température. Ce moyen c'est la *calorification*, appelée aussi *chaleur animale*.

Nous allons consacrer le chapitre suivant à étudier cette précieuse faculté.

CHAPITRE VII

Le but principal de l'organisation est la production et l'entretien d'un certain degré de chaleur.   JULES GUYOT.
(*Traité de l'Incubation.*)

C'est par la calorification que l'homme et les animaux dits *à sang chaud* jouissent de la faculté de conserver une température propre, toujours a peu près la même, au milieu de tous les climats, dans toutes les saisons; sous les glaces du pôle comme sous les feux des tropiques.

Cette faculté arrive chez l'adulte à son summum de puissance : chez l'enfant, elle n'est pas encore développée tout entière, et cet âge exige des soins particuliers, une atmosphère presque artificielle (1). Dans la vieillesse, la calorification devenue moins énergique, rend les pertes de chaleur plus difficiles à réparer. Aussi est-ce à ces deux extrémités de la vie, que la mort moissonne le plus largement pendant les froids de l'hiver.

Ce n'est guère qu'à l'époque de la puberté, que le sexe imprime peut-être quelque différence dans la puissance de calorification. Cette différence serait-elle due plutôt à l'éducation recluse et aux

(1) Les expériences et les observations de M. Edwards ont prouvé d'une manière incontestable que la caloricité est moins développée chez les enfants que chez les adultes : avec cette différence que ceux-ci peuvent supporter des températures plus basses, et que ceux-là s'en rétablissent d'une manière plus parfaite, à moins toutefois que le refroidissement n'ait été porté trop loin. Cet ingénieux observateur a également établi que cette faculté augmente pendant l'hiver et diminue pendant la saison chaude. Au mois de février, plusieurs moineaux adultes plongés dans un vase dont la température était à 0°, perdirent à peine un demi-degré en trois heures. Au mois de juillet, les mêmes animaux plongés dans une atmosphère également à 0", avaient perdu six degrés de leur température primitive au bout de trois heures. (*Influence des agents physiques sur la vie.*)

habitudes sédentaires de la femme qu'à une faiblesse organique? Il est certain qu'avant la puberté,
comme après cette époque de la vie , *où la nature*
la tient quitte de tout envers l'espèce (Roussel) ,
la femme partage la condition commune de l'homme. Les deux extrémités de la vie se rapprochent
et se confondent par un même caractère.

Le climat est peut-être le modificateur qui détermine chez l'homme le plus de différence dans
la puissance de calorification. Le créole des tropiques, entouré d'une atmosphère brûlante , n'a
d'efforts à faire , de luttes à établir que contre
l'excès de chaleur ; aussi l'infériorité de leur faculté à résister au froid est prouvée par les effets
que produit sur les indigènes le séjour dans des
contrées un peu moins rapprochées de la ligne.
Ainsi l'île de Ceylan est un pays froid pour les
nègres de la côte de Guinée, qui y succombent en
partie à des affections de poitrine.

C'est dans les pays froids au contraire que la
puissance de développer de la chaleur est portée à
son summum d'énergie fonctionnelle. Le capitaine
Parry a même remarqué que la chaleur du sang
croissait avec le froid. Ainsi un renard marquait
+ 37°, 8 quand le thermomètre marquait 26°, 2
au-dessous de zéro. Un autre en présentait + 41°,1

par un froid de — 35,6°. — Crang nous apprend
que les Groenlandais ne se couvrent ni le cou ni
la tête, qu'ils sont toujours légèrement vêtus,
n'ayant jamais de feu dans leur cabane. La chaleur est telle dans la salle où ils s'assemblent pour
le service divin, que l'Européen qui s'y trouve
est bientôt couvert de sueur et obligé de sortir
pour ne pas être suffoqué.

C'est cette même puissance de calorification qui,
se développant à mesure que le besoin s'en faisait sentir, a permis aux capitaines Parry, Ross et
Franklin de poursuivre sans danger pour leur
vie leurs courageuses expéditions. Le capitaine
Parry assure qu'un homme bien vêtu pouvait se
promener sans inconvénients à l'air libre, bien que
le thermomètre indiquât 46° au-dessous de zéro.
— Mais il fallait que l'atmosphère fut calme :
pour peu que le plus léger vent s'élevât, une
douleur cuisante se faisait sentir à la face et était
bientôt suivie d'une céphalalgie insupportable.

Les Anglais qui, sous la conduite du capitaine
Ross, séjournaient en 1832 dans les régions
polaires, ont pu vivre et dormir dans les huttes
de neige qu'élèvent les Esquimaux, par un froid
de — 26° à l'intérieur, et de — 34 centigrades
au-dehors. *Notre société*, dit l'auteur, *composée*

de quatorze personnes, était commodément. —
Plus loin il ajoute : *comment peut-on dormir avec
un pareil froid?.... Il n'y a pas ici d'exercice
pour en neutraliser l'action.* — L'habitude avait
certainement émoussé leur impressionabilité,
mais on ne peut nier que la puissance de calorification avait dû singulièrement s'accroître, pour
maintenir leur température au même degré par
un froid aussi intense.

Où trouverons-nous placé dans l'économie ce
foyer de chaleur, cet appareil de combustion qui
permet à l'homme de maintenir sa température
égale, quel que soit le froid qu'il ait à subir.
Est-ce un appareil spécial qui, dans l'organisme
humain, est chargé de cet office? Ou bien est-ce
un organe ayant à remplir déjà une autre destination ?

Dans cette admirable machine qu'on appelle
l'homme (en ne le considérant que dans l'ordre
physique), dont tous les rouages s'ajustent et s'en-
grènent avec une si parfaite précision; dont les
fonctions s'enchaînent et s'harmonisent avec un
ordre merveilleux, toutes les lois de physique, de
chimie, de dynamique, etc... sont calculées et
appliquées avec une sagacité puissante. L'ordre
et l'économie de travail, de dépenses qui y pré-

sident, qui révèlent la prévoyance la plus intel-
ligente, nous font supposer d'avance qu'il n'y a
pas de double emploi, et que souvent au contraire
plusieurs fonctions diverses seront dévolues à un
même système d'organes. Nous en voyons ici la
preuve ; car nous retrouvons encore la respiration,
tant cette importante fonction se lie intimement à
tous les actes fondamentaux de l'organisme. C'est
à son foyer que s'entretient la chaleur animale ;
et si la pureté des éléments qu'elle est appelée à
combiner avec le sang est si essentielle pour la
composition normale de ce précieux liquide,
nous allons voir que son amplitude et son énergie
ne sont pas moins nécessaires pour que l'être vivant jouisse dans son entier, de sa puissance de
calorification.

Une des divisions les plus générales de la clas-
sification zoologique est basée sur ce seul fait :
la puissance ou la faiblesse de calorification. C'est
là, en effet, ce qui distingue les animaux *à sang
chaud* des animaux *à sang froid*. Les premiers
maintiennent leur chaleur à peu près égale, quelle
que soit la température ambiante ; ces derniers au
contraire suivent presque pas à pas la température
du milieu qui les renferme, de l'atmosphère ou
de l'eau, suivant qu'ils habitent l'un ou l'autre

de ces fluides. — La cause de cette différence est uniquement due à l'imperfection du travail que subit le sang en contact avec l'atmosphère.

Ainsi on a classé dans les animaux *à sang froid*, et les reptiles, chez lesquels le sang ne se rend pas en totalité au contact de l'air, et les poissons, chez lesquels le sang est lentement rougi et lentement poussé à la circonférence. On a encore rangé dans cette classe les vertébrés inférieurs, les mollusques, les articulés, etc... incapables de dégager assez de chaleur pour avoir une température indépendante. Ainsi donc la dégradation frappante que subit la calorification chez ces animaux est le résultat immédiat de la modification défectueuse du sang dans le travail de la respiration.

Quels sont au contraire les animaux placés au plus haut degré de l'échelle sous le rapport de la puissance de calorification, parmi les animaux vertébrés supérieurs? Ce sont les oiseaux, chez lesquels l'économie est pour ainsi dire transformée tout entière en appareil respiratoire. Ce vaste champ d'absorption de l'air comprend jusqu'aux plumes. Les os eux-mêmes, dépourvus presque tous du système médullaire, sont creusés de cellules vasculaires où l'air circule en y pénétrant par des ouvertures pratiquées dans les poumons.

Aussi c'est chez les oiseaux que s'est trouvée
la plus haute puissance de calorification. Le thermomètre centigrade qui, chez l'homme, marque
environ $+ 37°, 13$ (Despretz), s'élève chez plusieurs oiseaux, et particulièrement dans les plus
petites espèces, à $+ 42°, 91$: $+ 43°, 98$ (Id.) et
même $+ 44°, 03$ (Pallas) (1).

L'homme possède donc pour résister avec avantage au froid, une force de calorification qui va
même croissant avec l'intensité de la température.
Il y a lutte de l'être vivant contre les effets de cet
agent, puisqu'il est capable d'annihiler son influence sédative : c'est ce que nous allons maintenant examiner.

(1) Une des expériences qui démontrent le plus clairement
l'influence de la respiration dans la production de la chaleur
animale, est la suivante, due à M. de Saissy :

On sait que les animaux engourdis par le froid dans l'hiver,
tels que la marmotte, le loir, le hérisson, le lérot, etc.... sont
à une température qui est à peine de 2 ou 3 degrés au-dessus
de zéro. La respiration est alors très-rare et à peine percepti-
ble. Si, par des moyens artificiels quelconques, on réveille ces
animaux, la respiration s'accélère ; à l'instant, leur tenpéra-
ture augmente et acquiert en deux ou trois heures 25 et même
30 degrés de chaleur. Chez un lérot, le thermomètre au bout
de 2 heures monta à 36 degrés.   (*Edwards. loc. cit.*)

CHAPITRE VIII

Là où les vicissitudes des saisons sont très fréquentes et très marquées, là vous trouverez les formes extérieures, les mœurs et le naturel fort dissemblables...
Sous un climat à peu près uniforme, l'indolence est innée : sous un climat variable, c'est au contraire l'amour de l'exercice pour l'esprit et pour le corps.
HIPPOCRATE. *(Traité des Airs, etc.)*

Les deux chapitres qui précèdent nous ont fait constater deux points essentiels, qu'il ne faut pas perdre de vue, pour en faire plus tard l'application aux bains. L'effet produit par les saisons sur les animaux à *sang froid,* et par les *climats extrêmes* sur l'homme, nous a démontré d'une part que le froid était sédatif, qu'il refoulait la vie à l'intérieur, qu'il rendait les principales fonctions nerveuses moins actives et moins énergiques. C'est là son effet primitif, c'est ainsi qu'il agit dès l'abord sur l'homme soumis à son influence. — Mais celui-ci, doué d'un puissant appareil de chaleur pour lutter contre l'action dépressive du froid, ne tarde pas à réagir et à annihiler ses effets. Ces deux faits principaux forment un nouveau point de départ.

Les conséquences de cette *réaction* sont du plus haut intérêt. Pour mieux comprendre comment le bain froid la provoque, comment il détermine sur l'organisme une stimulation favorable à certains états de santé, nous allons examiner quelle influence exerce sur l'homme l'action *secondaire* du froid modéré. Les effets de son application momentanée nous aideront à comprendre son application prolongée et persistante. L'action des climats, envisagés sous un autre point de vue que tout à l'heure, puisque ici ce sera pour étudier les effets *consécutifs* de cet agent, complètera ce sujet.

Supposons un homme dans de bonnes conditions de santé, bien nourri et bien vêtu. Soumettons-le à l'air libre à une température de quelques degrés au-dessous de zéro. Il va commencer par éprouver

une impression pénible et désagréable, un resser-
rement de la peau, quelques frissons. La figure
et les extrémités des membres vont s'engourdir
par la stase du sang veineux, deviendront bleues ;
une espèce de constriction épigastrique, d'oppression, indiquera la congestion des poumons. Mais
bientôt l'exercice, ou un effort spontané de l'organisme, va mettre fin à cette constriction générale.
Le cœur se contracte avec force, une chaleur douce
se fait sentir. La respiration est plus libre ; la digestion et la nutrition sont plus actives, le ton et
la contractilité des muscles se prononcent davantage ; un accroissement manifeste dans la vigueur
générale sera l'effet de cette température.

Si cette action du froid, que nous avons sup-
posée passagère et intermittente, se prolonge et
persiste ; en d'autres termes, si l'homme est habituellement soumis au froid modéré des climats
septentrionaux de la zone moyenne, ces effets sont
aussi persistants, et les fonctions assimilatrices
s'exercent constamment avec la même énergie.
Le système locomoteur, continuellement en exercice
pour combattre l'action débilitante du froid, prend
un développement remarquable. C'est du nord de
l'Europe, des états Slaves et Scandinaves, que
sont sorties ces races de conquérants dont les pro-

portions colossales jetaient l'effroi dans le cœur des nations envahies. Il ne fallait rien moins que leur vaste charpente et leur puissance musculaire pour être capable de manœuvrer sous la pesante armure qu'on les voit plus tard adopter.

Dans les régions extrêmes, sous les pôles, la taille est moins développée, mais la force musculaire est aussi énergique.

Les fonctions digestives y jouissent d'une activité remarquable. Tous les voyageurs parlent de l'énorme appétit des hommes du nord, et Ross raconte des traits incroyables de voracité, je dirai presque de gloutonnerie des Esquimaux.

Certes, les conditions d'une santé vigoureuse n'existent pas exclusivement dans les régions froides; pourtant, il faut reconnaître que les climats septentrionaux sont en général plus salubres que les pays chauds. Les chirurgiens distingués qui ont suivi la course rapide de nos armées à travers les contrées les plus opposées de l'Europe et de l'Afrique, ont pu constater suffisamment ce fait (1).

(1) Il est bien entendu que l'on ne pourrait opposer à cette assertion les désastres de la retraite de Moscou, où le froid le plus imprévu venant accabler des troupes démoralisées, épuisées de fatigues et de privations, a dû produire les plus désastreux effets. Il faut supposer l'homme placé dans des conditions fa-

Il suffirait d'interroger sur ce point les médecins anglais chargés d'accompagner les garnisons qu'expédie le gouvernement britannique dans ses innombrables possessions coloniales. Dans les pays du nord, l'état sanitaire de la troupe est à peu près le même que dans la Grande-Bretagne elle-même, mais dans les Antilles, sur les côtes d'Afrique, dans les Indes, etc., la mortalité est effrayante. Leur climat est dévorant pour l'Européen non acclimaté. C'est que l'organisme ne subit pas sans lutte et sans souffrance les modifications que lui imprime un changement de climat; et si l'on a pu dire que l'homme jouissait de la faculté de vivre sous toutes les latitudes et sous tous les climats, c'est plutôt de l'homme considéré comme espèce que comme individu. Les pays chauds surtout impriment à l'économie les changements les plus puissants, les perturbations les plus dangereuses. L'acclimatement est plus facile et moins pernicieux sous les latitudes plus septentrionales. Nous avons vu le capitaine Parry conserver à son

vorables, pourvu d'un abri, de vêtements et surtout d'une nourriture suffisante. Cette dernière condition est bien connue des commandants de vaisseaux destinés pour les régions polaires. Ils ont soin de faire doubler les rations de vivres avant leur départ.

équipage la santé la plus robuste pendant deux ans de séjour à l'île Melville, où le mercure est gelé pendant cinq mois de l'année, ce qui indique au moins un froid de — 39° (1).

« Une nature sévère, dit Hippocrate en parlant des pays froids et montagneux, y communique ses dures empreintes aux habitants. Les hommes sont grands, vigoureux ; ils naissent tels, toutes ces circonstances semblent avoir pour but de les préparer aux plus rudes travaux. »

Cette pensée d'Hippocrate nous paraît résumer les conséquences que l'on peut déduire des faits exposés précédemment. L'homme, obligé de lutter pour résister à l'influence débilitante du froid, y gagne une énergie remarquable de force musculaire et de puissance digestive ; les appareils sanguins et respiratoires subissent un développement non moins considérable. Tel est le résultat définitif de la réaction contre le froid suscitée dans l'organisme par la puissance de calorification.

Ces climats ne conviennent pourtant pas à toutes les constitutions, et les anciens avaient bien

(1) Les chiffres de M. Moreau de Jonnès concluent à la moindre mortalité dans la zone tempérée, plus particulièrement du côté du nord. (*Annuaire de l'économie politique.*)

remarqué que les gens robustes sont plus forts et plus vigoureux en hiver qu'en été, tandis que c'est le contraire pour les organisations faibles et délicates. Les convalescents aussi exigent des soins particuliers. Affaiblis par la diète, ne possédant qu'un sang appauvri, dépouillés de graisse et dénués de force de réaction, ils doivent être soigneusement maintenus dans une douce température.

C'est d'ailleurs soumis à un froid modéré, qui est le partage de la plus grande étendue de la zone moyenne, que l'homme jouissant des bienfaits de la civilisation, se montre le plus complet de toutes les variétés de son espèce. Dans les régions glaciales où son intelligence engourdie sommeille ; dans les climats tropicaux, où son imagination s'égare sans frein, où sa paresse l'enchaîne indolemment, les hommes de génie sont rares. C'est dans les contrées tempérées où ses facultés de tout ordre, instinctives, morales et intellectuelles, continuellement en exercice, sont sans cesse éveillées et entretenues pour la satisfaction de ses besoins, que l'homme a acquis le développement le plus complet, que son industrie et son intelligence ont fait de lui l'être le plus accompli de son espèce.

Ne semble-t-il pas que la lutte de l'homme contre les obstacles, contre les difficultés physiques

et morales soit une loi de la nature, qui attache à
ces conditions la perfection de ses facultés. Un
exemple entre mille suffira à la démonstration de
cette vérité.

Quand l'Europe eut découvert un nouveau
monde, qui s'offrit comme un appât séducteur aux
imaginations aventureuses, de nombreuses colonies
d'émigrants poussés par les motifs les plus divers,
transportèrent leur séjour sur ces rivages inconnus.
Les uns, séduits par la richesse de la végétation des
tropiques, par l'éclat et la variété de leurs pro-
ductions, par la transparence de leurs eaux, par
l'aspect pittoresque, enchanteur d'une nature sou-
riante et qui demande à l'homme si peu de labeurs,
abordèrent en foule aux rivages du midi. D'autres,
sans être effrayés par l'océan brumeux et agité
des rivages du nord, par l'aspect sombre et sévère
de ses rochers granitiques, de ses grèves désertes,
de ses forêts silencieuses et solitaires, peuplèrent
l'Amérique septentrionale. Un sol chaud et fécond
prodiguait aux premiers tout ce que leurs besoins
pouvaient exiger, tout ce que leurs jouissances
pouvaient désirer. Un climat rude et agreste, une
nature sévère, imposaient aux seconds une lutte
sans cesse renaissante pour la satisfaction de
leurs besoins les plus impérieux. Est-il besoin de

signaler aujourd'hui les merveilleux résultats
conquis par l'industrie et l'intelligence de ces
derniers, et d'y comparer l'infériorité politique et
industrielle des colonies méridionales.

Pourquoi la nature a-t-elle entouré les continents
de cette immense ceinture de mers, pourquoi
s'est-elle montrée si facile à soulever les vents et
les tempêtes, si prodigue de ces variations de température et de saisons, sinon pour éprouver
l'homme et pour développer sa puissance et son
énergie ? Elle en a su tirer en même temps un
instrument admirable pour régulariser les climats,
pour modérer les extrêmes de température et pour
purifier l'atmosphère qu'il respire.

L'Océan paraît être en effet le grand régulateur
qu'a choisi la Providence pour assurer aux diverses régions du globe des climats moins extrêmes,
et plus convenables pour l'homme. Les innombrables vapeurs que sa surface cède au souffle des
vents, viennent tempérer les ardeurs et la sécheresse des étés : tandis que l'excédant de calorique
que cette masse immense conserve en toute saison,
se communique aux couches d'air qui sont en
contact avec elle, pour modérer les rigueurs des
hivers. Et il est facile d'observer que les vents qui
soufflent sur une grande étendue de mer sont

7

moins froids en hiver et plus frais pendant l'été
que ceux qui soufflent de terre. En général aussi
la température annuelle des îles est plus égale que
celle des continents. A Madère, par exemple, la
température varie à peine de 2° dans l'espace
d'un mois.

Quand à ces vicissitudes atmosphériques contre
lesquelles on se récrie avec tant d'amertume, que
ne peuvent assez maudire une foule de personnes
nerveuses et impressionnables, peut-être serait-il
bien de les subir avec plus de résignation et d'être
moins injuste à leur égard.

La constitution de l'homme, dans l'ordre physique comme dans l'ordre moral, exige des alternatives de température, des changements, dans
le but de son activité physique, intellectuelle et
morale. C'est le plus sûr moyen d'éviter un développement exagéré d'un de ses appareils, une
anomalie monstrueuse de quelque point de son
organisation, ou quelque exaltation d'une de ses
facultés.

Il est encore un autre but assigné à ces tempêtes
si terribles, à ces ouragans dévastateurs qui sèment
en tant de lieux la terreur et la désolation. Semblable à ces révolutions sociales qui, parcourant
les nations de la profondeur à la surface, agitent

et bouleversent tant d'existences, compromettent
de si nombreux intérêts, et pourtant déracinent
tant d'abus et provoquent tant d'utiles réformes ;
l'ouragan atmosphérique ne soulève les abîmes
que pour combiner avec les eaux profondes les
couches impures de l'atmosphère, ne sillonne la
surface du globe que pour dissiper au loin et dé-
composer les vapeurs délétères qui stagnent et
croupissent au sein des populations.

Ainsi les *collas* des Philippines, les *ty-fons* des
côtes de la Chine, vents redoutables du sud-ouest
pendant lesquels la pluie tombe par torrents, la
mer se soulève avec furie, les rivières débordent,
sont regardés par les indigènes comme propres à
rétablir l'équilibre de l'atmosphère, à dissiper ces
brumes épaisses, stagnantes, causes des épidémies
qui sévissent dans ces contrées. Un fait dont fut
témoin le capitaine Laplace, commandant de la
Favorite, qui stationnait dans ces parages en 1831,
confirme cette opinion. Une épidémie formidable
de grippe suivie du choléra faisait de nombreuses
victimes à bord et à terre ; la population de Luçon
était décimée. Le *colla*, que les indigènes appelaient
de tous leurs vœux, se montre enfin, et après
avoir bouleversé l'atmosphère, mit en fuite le

choléra et la grippe, et purifia complétement l'air de ces contrées.

L'*harmattan* qui sévit sur les côtes de la Guinée, et dont la sécheresse et la température extrême font disjoindre les meubles et les boiseries et fendillent l'épiderme chez l'homme, est constamment suivi de la guérison des fièvres intermittentes et épidémiques qui désolent ces contrées. (*Dict. de méd.*, 2ᵉ *éd.*)

Ne faut-il donc pas réserver quelquefois son jugement, modérer ses récriminations, en face de tant de phénomènes dont la portée nous échappe et n'est pas immédiatement appréciable à nos moyens d'investigation ?

CHAPITRE IX

En général, i'estime le baigner salubre
et crois que nous encourons non legieres
incommoditez en nostre santé, pour avoir
perdu cette coustume. MONTAIGNE.

Cette apologie du froid et des tempêtes est peu
séduisante, je l'avoue; je suis surpris d'avoir pu
remplir la tâche jusqu'au bout, en me montrant
aussi ardent partisan d'un agent dont l'impression
m'est si pénible. J'ai dû faire violence à mes instincts les plus chers, les froisser courageusement
pour ne pas frissonner plus d'une fois en écrivant

ces détails. Il m'a été difficile de m'éprendre d'en-
thousiasme pour une nature glacée, à l'aspect
d'un ciel gris et brumeux ou d'une atmosphère
neigeuse. La campagne aride et nue, le silence
des oiseaux, un gazon flétri, des arbres dépouillés
à travers lesquels siffle ou craque le vent, tout ce
deuil de la nature m'attriste et me glace. Il me
semble au contraire que sous un ciel plus doux,
dans l'atmosphère tiède et embaumée des émanations du printemps, tout mon être se ranimerait
au contact des rayons solaires, en face d'une végétation active, d'un paysage couvert d'arbres et
de moissons. Mais j'ai dû refouler mes sensations
et ne consulter que la brutale vérité. — *Dura lex*,
sed lex. — Ainsi l'on peut d'autant mieux m'en
croire, quand j'essaie de faire ressortir les avantages des climats froids.

Maintenant que nous avons examiné l'action du
froid sur l'homme, ses effets primitifs qui sont dé-
bilitants, puis ses effets secondaires qui sont toniques, il nous reste à étudier les modifications,
les nuances diverses que lui imprime la nature ou
la forme de ce modificateur. Ainsi l'air atmosphérique dont nous venons d'examiner le mode d'agir,
diffère de l'eau à l'état liquide; et je vais maintenant apprécier les effets de ce fluide sur l'éco-

nomie humaine, en d'autres termes, l'action des bains ou de l'immersion plus ou moins prolongée du corps dans l'eau.

Les bains forment autour du corps de l'homme une atmosphère plus pesante, plus dense que l'air, et qui offre un plus grand nombre de molécules au contact de la peau. C'est cette densité plus considérable de l'eau que de l'air, qui fait qu'à température égale, l'eau nous fait éprouver une sensation plus prononcée de froid ou de chaud. L'addition ou la déperdition de chaleur est donc plus rapide et plus intense.

La pression de l'eau, due à sa plus grande densité, détermine souvent, quelle que soit sa température, une constriction de la poitrine, une oppression épigastrique que redoutent singulièrement plusieurs personnes. En général, cette sensation est en raison directe de l'abaissement de la température.

Les bains diminuent la perspiration cutanée, empêchent l'action de l'air sur la peau et s'opposent aux effets d'ailleurs peu connus de la décomposition de ce gaz.

Plusieurs auteurs, Buchan entre autres, s'en rapportant aux expériences de Séguin et du docteur Rousseau de St-Domingue, ont nié qu'il y

eut absorption de l'eau par la peau pendant l'immersion dans ce liquide; mais les effets produits
par les bains de quinquina pour combattre les
fièvres pernicieuses, par ceux de sublimé contre
les affections dartreuses ou syphilitiques, démontrent le contraire. D'ailleurs, des marins privés
d'eau douce ont pu soulager leur soif en se bai-
gnant dans la mer, et M. Robert rapporte que
pendant les années 1833 et 34, les habitants de
Marseille se rafraîchissaient par des bains de mer,
et remplaçaient par eux les bains ordinaires,
dont ils étaient privés par l'extrême sécheresse
qui avait tari les puits et les fontaines de la ville.

Tels sont a peu près les effets généraux des bains
dus à la seule circonstance du milieu où l'on est
plongé ; mais la température et d'autres conditions
en font varier les phénomènes qui peuvent se modifier et se combiner diversement. — C'est surtout
la température qui détermine la plus notable différence dans les effets du bain.

Le bain dont la température varie de + 10 à
16° centigrades est dans nos climats un bain froid
et c'est surtout son action qu'il importe d'étudier.

Au moment où l'on se plonge dans un bain
froid, un frisson plus ou moins fort se fait ordinairement sentir ; un petit nombre de personnes

très-robustes ou habituées aux bains, échappent à cette règle, mais leur nombre est très-restreint. — Puis, soit que l'on s'habitue à cette température, soit que la réaction s'établisse, au bout d'un certain temps, la constriction et le malaise que l'on a ressentis en entrant dans l'eau sont remplacés par un bien-être sensible. La perspiration cutanée est suspendue, par conséquent il se fait peu de perte par la surface de la peau et une abondante sécrétion urinaire pâle et tenue s'établit. La circulation et la respiration diminuent de fréquence à moins que les mouvements auxquels on se livre souvent ne les accélèrent notablement. Les extrémités capillaires se contractent et se resserrent, la peau pâlit, les veines superficielles s'effacent, les doigts se décolorent et diminuent assez en circonférence pour que les bagues s'en détachent très-facilement.

Si l'on prolonge l'immersion dans l'eau, tous ces phénomènes s'accroissent, un second frisson se déclare, il y a claquement des mâchoires, les membres s'engourdissent, les traits du visage bleuissent et se rétractent, le nez s'effile, les yeux se cavent, il se manifeste une douleur aiguë à l'épigastre et à la tête ; les plus graves accidents, enfin, pourraient s'ensuivre, si l'on persistait

malgré ces avertissements de la puissance vitale.
Mais, si l'on est sorti du bain assez tôt, avant
l'invasion du second frisson, le refoulement des
fluides vers les organes intérieurs ne tarde pas à
se dissiper. — Il se manifeste ce que nous connais-
naissons déjà sous le nom de *réaction :* le sang
revient à la peau; celle-ci rougit; on y éprouve
même un léger sentiment de cuisson et de chaleur;
la transpiration augmente; le pouls a repris sa
plénitude; enfin les sources organiques de la chaleur animale redoublent d'activité.

Ces phénomènes de réaction sont en raison de
la vigueur de l'individu : ils apparaissent lentement
chez l'être faible et souffreteux. Celui-ci se ré-
chauffe difficilement, tremble longtemps et
conserve quelquefois un malaise et une douleur
de tête pendant le reste de la journée.

C'est ici que se manifestent les effets toniques
ou excitants du bain froid. Cet effort général de
l'économie pour lutter contre l'influence stupé-
fiante de l'eau froide, et pour rétablir l'équilibre
momentanément interrompu; ce mouvement
caractérisé par une augmentation marquée de la
circulation et de la chaleur vers la périphérie,
et d'une activité nerveuse plus grande, produisent
dans l'organisme une stimulation puissante qui

tourne au bénéfice de la nutrition et de la santé,
si l'on se trouve dans des conditions favorables.
Mais si la durée du bain est trop grande, ou s'il
existe dans l'économie un point irritable, un organe pour lequel une congestion active soit à redouter, la soustraction trop prolongée du calorique, l'extension du froid à des organes de plus
en plus éloignés de la surface du corps, produisent dans le premier cas une profonde débilitation.
Dans le second, la concentration du sang et des
propriétés vitales longtemps continuée sur des
organes malades, en même temps que les efforts
des systèmes nerveux et sanguin pour rétablir
l'équilibre, déterminent un mouvement inflammatoire, au lieu d'une excitation passagère propre
à favoriser la résolution du mal.

Ces effets déjà remarquables, produits par les
bains de rivières, sont bien plus prononcés après
un bain de mer. C'est ce que va parfaitement nous
expliquer la connaissance des propriétés physiques et chimiques de l'eau marine.

L'eau de mer, en effet, peut être considérée
comme l'eau minérale saline par excellence, à
cause du nombre et de la proportion des éléments
chimiques qui la composent.

Prise sur la côte et au milieu de l'océan, à quelque profondeur que ce soit, l'eau de la mer n'a pas cet aspect trouble et louche qu'elle offre souvent sur la plage quand elle est agitée : elle est diaphane et incolore. Cette odeur spéciale qui en émane et qui tient à la décomposition des varechs, des moules et autres produits exposés à l'air, disparait si on l'a puisée à quelque distance de la côte. Elle a une saveur salée, saumâtre, nauséabonde, résultant des divers sels qu'elle tient en dissolution.

La pesanteur spécifique est plus considérable que celle de l'eau ordinaire, un peu moins du tiers en sus. La proportion des sels que renferme la mer varie singulièrement. On admet en général que sa pesanteur augmente graduellement du pôle à l'équateur ; fait lié à l'évaporation due à l'élévation graduelle de la température. — Des analyses répétées ont constaté que la mer la moins salée de toutes est la Baltique ; la plus salée au contraire est la mer Morte, qui contient le quart de son poids de substances salines à l'état sec. (*Gazenave. Dict. de méd.* 2ᵉ *éd. tome* 19ᵉ.)

La température de la mer sur nos côtes, observée jour par jour pendant les mois de juillet, août et septembre (*Pierre Bertrand, Lefrançois et Gaudet*), a donné pour maximum + 16°

centigrades , et pour minimum + 13° centigrades.
Cependant en 1835, M. Gaudet a vu le thermomètre descendre à + 9°. — C'est au mois de
septembre que l'on a trouvé la plus basse température. Le minimum est ordinairement le matin
avant onze heures , et le maximum depuis midi
jusqu'à cinq heures du soir.

Quand la mer monte lentement sur le sable
échauffé par les rayons ardents du soleil , il n'est
pas rare de voir le thermomètre monter à + 19°
et + 20° centigrades , sur quelques points où les
vagues arrivant complètement tièdes , font éprouver une agréable sensation de chaleur.

Un des phénomènes les plus remarquables
présenté quelque fois par la mer est une phos-
phorescence variable selon les latitudes, et qui, sur
nos côtes, ne s'observe le plus souvent que si les
vents ont soufflé longtemps du sud ou de l'ouest.
Cette propriété tient à la présence de petits mollusques ou zoophytes phosphorescents. (*Pierre
Bertrand.*)

L'analyse chimique a démontré que le principe
prédominant de l'eau de mer est le chlorure
de sodium (*sel marin*). Il s'y trouve en quantité
variable , et nous avons vu que le degré de satu-

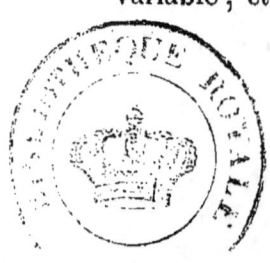

ration de la mer n'est pas le même sous les différentes latitudes.

Voici une des nombreuses analyses qui ont été faites des eaux de l'océan. Elle nous est fournie par l'excellent manuel des eaux minérales de M. Patissier.

On trouve par litre d'eau (*Lagrange et Vogel*).

	grammes.
Chlorure de sodium.	26, 646
Chlorure de Magnesium.	5, 853
Sulfate de magnésie.	6, 465
Sulfate de chaux.	0, 150
Carbonate de magnésie et de chaux. . .	0, 200
	39, 314

Il est facile de comprendre que tous ces éléments étrangers doivent imprimer à l'eau de mer des propriétés bien autres que n'en possède l'eau douce. Aussi, pour l'usage interne comme boisson habituelle, ne peut-elle remplacer cette dernière.

Il existe bien quelques points dans les mers où l'on trouve profondément des sources d'eau douce ; ainsi Tavernier, dans ses voyages, rapporte que sur les côtes d'Asie, où les puits et les rivières sont rares, des plongeurs font métier d'aller puiser de l'eau douce au fond de la mer ; les navigateurs ont aussi quelquefois observé des sources d'eau douce jaillissant verticalement à la surface de l'océan : M. Buchanan, par exemple, a été témoin de ce phénomène dans les Junderbruns, à plus de 36 lieux des côtes. (*Annuaire du bur. des long. p.* 1835.) Mais ces faits sont rares et ne modifient en rien la composition générale de l'eau de la mer. L'embouchure des fleuves et des grandes rivières pourrait plutôt apporter quelque diminution d'intensité dans la salure de la mer ; et leur voisinage se signale, en effet, par cette modification (1).

Quoiqu'il en soit, la présence dans l'eau marine des nombreuses substances que nous y avons signalées, a pour effet d'augmenter la densité du liquide, et partant la pression qu'il exerce sur les

(1) Dans son troisième voyage en Amérique, Christophe Colomb venait de découvrir l'île de la Trinité, et longeait la côte orientale de l'Amérique du sud, qu'il prenait encore pour une île. Il ne pouvait revenir de sa surprise de trouver l'eau de la mer presque douce : plus il s'avançait, plus ce phénomène allait croissant. C'était précisément la saison où l'Orénoque, qui se vide dans le golfe par de si larges bouches, se gonfle par les pluies et verse d'énormes volumes d'eau, en assez d'abondance pour faire disparaître la salure de l'Océan dans ce détroit. (*Washington Irving*, vie de *Christ. Colomb.*)

corps qui y sont plongés : propriété qui, agissant dans le même sens que l'abaissement de la température, refoule plus puissamment les fluides de l'économie et tend à augmenter le mouvement de réaction. En outre, les particules salines, en irritant la peau, y déterminent un appel de la circulation.

Dans ses observations pratiques sur les bains de mer, Buchan démontre l'action irritante des particules salines sur la peau, par la présence des éruptions cutanées qui accompagnent souvent l'emploi des bains, et par les exemples d'altérations de la peau survenues chez des marins naufragés dont le corps était en contact prolongé avec l'eau de mer. Plus d'une fois aussi, pour se soulager de l'eau de pluie qui imprégnait leurs vêtements, des matelots se réchauffaient en les trempant dans l'eau de la mer. Le docteur Currie a également constaté que les individus plongés dans l'eau marine supportaient plus longtemps le froid que les individus qui se baignaient dans l'eau douce à température égale, et que la réaction était plus forte et plus prompte chez les premiers. Cette action des sels sur la peau est même d'assez longue durée : et si, au bout de plusieurs jours, on applique la langue sur l'épiderme, on perçoit encore un goût de sel très-prononcé.

L'immersion dans la mer a donc pour effet d'augmenter momentanément l'activité dans la circulation interne en refoulant les liquides vers les organes intérieurs; puis de déterminer vers la périphérie du corps une réaction plus énergique encore et persistante. Il faut en outre tenir compte des efforts puissants du système nerveux pour susciter ce mouvement excentrique de réaction.

Aussi, ce moyen doué d'une grande énergie et appliqué convenablement, développe dans l'économie un redoublement d'activité et de force. Sous l'influence de cette vive stimulation, la circulation artérielle activée aux dépens du système lymphatique, l'influx nerveux provoqué à des efforts de réaction, impriment à toutes les fonctions plus de force et de régularité. La nutrition acquiert plus d'activité, la santé générale une impulsion et une énergie qui produisent sur la constitution les plus heureux résultats.

CHAPITRE X

Pour bien connaître les choses, il faut en connaître les détails.   LAROCHEFOUCAULD.

Nous voici donc arrivés à la partie tout-à-fait pratique des bains, aux détails hygiéniques de leur application : et les faits qui précèdent ont dû préparer à comprendre le *pourquoi* des recommandations qui vont suivre. De leur observation ou de leur négligence dépendent les résultats les plus opposés. Les bains les mieux indiqués, les mieux appropriés à la constitution des malades, à leur genre d'affection, peuvent n'obtenir aucun succès, provoquer même des effets nuisibles, si l'on n'a pas tenu compte d'une foule de circonstances minimes en apparence et dont l'importance pourtant est réelle. Aussi ces détails sont-ils non-seulement essentiels aux malades dont les organes plus impressionnables réclament des précautions plus attentives, mais encore aux individus bien portants, qui par simple mesure de distraction ou pour fortifier leur constitution, se livrent aux exercices du bain.

Je suis loin de chercher à en dissimuler les avantages, et mon insistance à convaincre de leurs dangers n'a pour but que d'en mieux diriger l'emploi. Nul plus que moi n'est convaincu des services qu'ils peuvent rendre, et si je n'avais pour me le démontrer les faits les plus probants, je pourrais invoquer l'expérience des médecins de tous les âges et celle des nations anciennes et modernes.

Je ne ferai pas étalage d'une érudition facile; en racontant comment les anciens faisaient l'usage le plus fréquent des bains chauds ou froids. On se rappelle les bains qu'Homère faisait préparer à Ulysse par Circé ou chez Alcinoüs, les recommandations expresses de Moïse aux Israélites, les ablutions de Mahomet : qui ne connait le brouet noir des Spartiates assaisonné par l'exercice et la natation dans l'Eurotas, et le conseil qu'Horace se fait donner par un de ses amis pour recouvrer le sommeil qu'il se plaint d'avoir perdu.

Ter uncti
Trans nanto Tiberim etc......

Traversez en nageant le Tibre une ou deux fois,
Et puis videz le soir une bonne bouteille :
Allez, vous dormirez sur l'une et l'autre oreille.

(*Trad. de* P. DARU.)

Les bains froids furent donc chez les peuples anciens une mesure hygiénique fort en vogue, dont ils avaient su apprécier l'heureuse influence sur la santé. Mais en oubli pendant presque tout le moyen-âge, ils furent repris par les Anglais et les Allemands bien avant que l'usage s'en répandît en France : déjà Bacon les considérait de son temps comme donnant quelques chances de plus de longévité. Buchan un des premiers a posé avec le plus de sagacité les règles de l'emploi des bains à la mer. Mais ce n'est guère que depuis 20 à 25 ans, que leur usage est devenu général en France. Je n'insisterai pas plus longtemps sur leur degré d'utilité qui ressort suffisamment des faits précédents.

Avant tout il est une précaution hygiénique à prendre lorsqu'on se dirige vers les côtes de la Manche. La température y est en général variable : une brise de mer fraîche et piquante s'élève souvent soir et matin, et peut porter un grave préjudice aux personnes faibles et délicates. Aussi, pour ne pas s'exposer à puiser un germe de maladie au lieu de la santé que l'on vient chercher, il faut savoir se garantir des atteintes du froid par des vêtements plus chauds. Remarquez que nos marins sont toujours couverts d'épaisse étoffe de laine. Il faut souvent que l'expérience révèle ce danger aux baigneurs qui viennent pour la première fois se livrer au contact de la mer. Ils ont à peine passé quelques soirées sur ses bords, qu'il se font en hâte expédier leurs manteaux et tout leur bagage d'hiver. L'habitude d'ailleurs et l'usage des bains finissent par émousser cette impressionnabilité. Une mesure qui peut en contrebalancer les effets est le mouvement et l'exercice.

La saison la plus convenable pour les bains comprend les trois mois de juillet, août et septembre. Quand la fin du printemps a été favorable et chaude, on a pu les commencer en juin ; de même si les pluies et les tempêtes de septembre ne sont pas venues refroidir la mer, on peut les prolonger jusqu'en octobre. Pour les Anglais, la saison la plus favorable est le commencement de septembre, et ils continuent quelquefois les bains une partie du mois suivant. L'eau est alors plus froide, son action sédative plus marquée, ce qui dans certains cas peut trouver une utile application.

L'heure la plus propice pour le bain est le matin, quand le soleil pourtant est sur l'horizon. Néanmoins il est des personnes faibles et délicates pour qui il ne serait pas sans danger d'aller au sortir du lit respirer l'air frais de la grève et se plonger à demi grelottant dans les vagues que vient de refroidir le rayonnement nocturne. Il vaut mieux dans ce cas attendre que les rayons du soleil aient rendu à la mer la chaleur dont elle est privée. Il y a quelquefois 5 à 6 degrés de différence dans la température de ces deux marées.

Il est bon de se disposer au bain par quelque exercice, par une marche plus ou moins longue, suivant le degré de la température. Si la peau est moite, on en sera quitte pour l'essuyer et pour attendre quelques minutes sur le sable que le soleil ait vaporisé la transpiration cutanée qui peut rester à la surface du corps. S'il est dange-

reux de, prendre un bain quand un mouvement
violent et prolongé a accumulé une grande somme de calorique sur la peau inondée de sueur, et
vient d'accélerer le rythme du cœur et de la respiration, il ne l'est pas moins de se jeter dans
l'eau à moitié saisi par le froid, qui a déjà refoulé
la vie au dedans et affaibli la puissance de réaction.
Buchan et le docteur Currie insistent encore avec
raison sur le danger de se baigner quand on s'est
refroidi à la suite d'un exercice fatigant, accompagné d'une sueur abondante et suivi d'un état
de langueur et d'affaissement. L'affaiblissement qui
en est la suite est une circonstance qui rend la
sensation du froid plus pénible et la réaction plus
difficile. On se trouve incontestablement mieux
d'accélérer la circulation par quelque exercice,
et de développer la chaleur, sans pourtant provoquer la sueur. C'est alors le véritable moment
d'entrer dans l'eau.

La même recommandation peut s'appliquer à
d'autres circonstances identiques quant au fond.
Biens des personnes se persuadent que le lendemain
d'une nuit passée au bal, ou consacrée à d'autres
plaisirs aussi énervants, elles n'ont rien de mieux
à faire pour réparer le désordre et l'épuisement
de leur économie, que d'aller puiser dans un

bain de mer l'oubli de leurs fatigues et une prompte
réparation de leurs forces. — Cette pratique est
dangereuse par les motifs énoncés ci-dessus; il
est bon qu'un jour de repos ait donné à l'énergie
vitale le temps de recouvrer sa force de résistance.
Un bain de mer chaud n'aurait pas ces inconvénients et pourrait être avantageux.

Une autre condition assez généralement connue, et dont la violation néanmoins fait tous les
ans quelques victimes, consiste à ne pas entrer
dans l'eau avant que la digestion ne soit parfaitement accomplie. — Si l'estomac digère rapidement, on peut après un repas léger prendre le
bain au bout de trois heures; mais si les digestions sont lentes et difficiles, si surtout un repas
prolongé et copieux a fait dépasser la somme
habituelle des aliments, il sera prudent de mettre
cinq à six heures d'intervalle avant le bain. Les
guides-baigneurs, me dira-t-on, vont tranquille-
ment remplir leurs fonctions en terminant leur
déjeûner. D'accord : mais il y a longtemps que
leurs organes familiarisés avec la mer ont perdu
la poincture de l'étrangeté ; ce sont des êtres
amphibies qui ne sont pas très-sûrs que l'eau et
l'air ne soient pas un même élément, et vous

n'êtes qu'un frêle habitant de l'air, ayant déjà fort à faire de lutter contre ses intempéries.

Mais vous avez tenu compte de toutes ces précautions ; vous voilà sur la plage costumé pour le bain ; la mer touche aux galets, l'instant est favorable, comment allez-vous entrer dans l'eau ? Aux hommes assez bien portants pour pouvoir se suffire, je n'ai qu'un conseil à donner : c'est d'entrer résolument, et dès que l'on sera à mi-corps, de plonger franchement et rapidement, ou, si la mer est assez haute, de s'élancer à la nage. Plus on se sera immergé promptement, moins on ressentira ces phénomènes désagréables, quelquefois même dangereux, occasionnés par l'immersion lente et graduée.

Je donnerais aux femmes le même conseil, si leur costume plus embarrassant, si leur force musculaire moins développée, et l'habitude moins générale de la natation n'expliquaient l'effroi qu'inspire à plusieurs d'entr'elles l'idée de se lancer seule à la mer. Quelques-unes, pourtant, suivent intrépidement cette marche, mais voici comment elles procèdent pour la plupart : Un guide-baigneur les prend dans ses bras pour pénétrer dans les flots, et, arrivé à une certaine profondeur, les plonge rapidement dans l'eau en leur faisant passer d'abord la tête sous la lame. Beaucoup de personnes, d'enfants surtout, redoutent singulièrement le saisissement de ce genre d'immersion, et j'avoue que je ne partage pas toutes les idées qui font attacher une grande importance à ce plongeon. Presque aucun des hommes ne suit cette méthode, et je ne vois pas qu'ils s'en trouvent pire. Que l'on commence par la tête ou par tout autre partie du corps, pourvu que le tout soit rapidement trempé dans l'eau, et que l'on ait la précaution d'immerger de temps en temps la tête, peu importe à mon avis, à moins de contre-indication spéciale, qui est alors du domaine de la médecine.

Les personnes qui ne savent pas nager, et les enfants, se font ordinairement remorquer par le guide baigneur qui les promène immobiles à la surface de l'eau. C'est un mauvais mode de prendre son bain, et si l'on est malade ou trop faible pour se tenir debout, il faut, pour que l'on puisse tirer du bain de mer tous les effets avantageux qu'il peut procurer, se livrer dans l'eau à tous les mouvements et à tous les exercices possibles pour mettre en action la plus grande partie des muscles. Si l'on ne sait pas nager, il faut imiter au moins les gestes du nageur, marcher contre

le courant , franchir la lame , lutter contre le froid
qui engourdit les organes , en développant toutes les ressources de la chaleur vitale. — L'immobilité de la planche dans l'eau , si elle n'est pas
nuisible , diminue au moins les effets toniques du
bain.

Si vous êtes assez heureux pour vous pouvoir
livrer à la natation , ce puissant exercice qui agit
si favorablement sur les muscles et sur les poumons, sans occasionner de pertes cutanées , qui
jouit de l'avantage de fortifier sans échauffer ,
sans exciter ceux des organes qui sont trop irritables comme le feraient les toniques les moins
stimulants , est assurément la meilleure de toutes
les méthodes de se baigner. Il développe à la fois
la force musculaire , qui produit la vigueur, et la
souplesse des mouvements, qui donne la grâce, et
redouble l'énergie des fonctions de la peau et de
la respiration. La natation est un des plus puissants
moyens de combattre cette faiblesse des reins,
cette trop grande flexibilité de la colonne vertébrale qui en facilite les déviations. En même temps
que se fortifie la santé générale , la nécessité où
sont les muscles qui s'insèrent au bassin , aux
côtes et à l'épine dorsale de se contracter vigou-
reusement pour soutenir la tête et maintenir

l'horizontalité du corps, leur rend la vigueur nécessaire pour lutter avec fruit contre cette tendance des épaules à s'incliner, et de la colonne épinière à s'infléchir. Aujourd'hui surtout que cette triste affection semble redoubler de fréquence, on ne saurait trop insister sur une des ressources les plus précieuses contre ses funestes effets.

J'ai déjà signalé dans un précédent chapitre les dangers d'un bain trop prolongé : c'est ici le lieu d'en limiter la durée.

La pratique des Allemands qui prescrivent deux bains par jour et conseillent d'attendre le second frisson, me semble nuisible, au moins dans notre contrée, et appliquée d'une manière générale. La méthode des Anglais est de beaucoup préférable. Un seul bain par jour et d'une durée très-courte, quelquefois même une simple immersion suffit dans leur opinion pour un grand nombre de cas. Chez les enfants très-faibles, délicats, très-lymphatiques, un bain d'une à deux minutes est bien suffisant, et souvent même je me contente de prescrire une seule immersion. Je pourrais citer plus d'un succès dû à cette méthode.

Les femmes et les jeunes personnes dont les forces sont épuisées, dont le sang dépourvu de ses principes vivifiants est décoloré et inapte à fournir une réaction active, ne doivent pas dépasser le terme de trois à cinq minutes.

Il est difficile de limiter pour les adultes plus robustes, et bien portants, la durée bien précise du bain. — Quelques-uns ne peuvent y rester plus de cinq ou six minutes sans frissonner, d'autres atteignent facilement un quart d'heure ; il faut dans ce cas consulter l'impression que fait éprouver l'eau froide et essayer sa propre puissance de caloricité. Mais il vaut mieux dans tous les cas rester en deçà des limites de la résistance vitale, et il est de principe rigoureux de ne jamais attendre que le second frisson se déclare.

Ces conseils regardent surtout les personnes sujettes à s'enrhumer, ou disposées à tout autre espèce d'affection catarrhale. Ainsi donc, selon le degré de résistance vitale et de développement de la constitution, on peut renfermer les limites du bain pour les adultes entre cinq et douze minutes. Telle est la règle, tel est le principe, dont l'importance est si réelle, que j'hésite même à signaler quelques exceptions, tant l'esprit humain est disposé à franchir les limites que lui impose la prudence, et à choisir pour ses modèles les cas exceptionnels.

Il est donc quelques personnes en petit nombre, en faveur desquelles on peut se relâcher de la rigidité de cette formule. Ainsi M. P. homme dans la force de l'âge, d'une vigoureuse complexion, d'un tempérament sanguin, à la poitrine large et carrée, aux membres robustes et fortement musclés, se plaignait plaisamment à moi de ce que son médecin lui avait défendu, sous peine d'apoplexie, de rester dans l'eau pendant plus de quatre à cinq minutes. « Eh mon Dieu ! disait-il, quand j'étais plus jeune, c'était presque par heures que je comptais. Mes camarades et moi, nous nous jetions à l'eau et nagions pendant plus de deux heures sans nous apercevoir du froid et de la fatigue. Aujourd'hui même, l'impression du froid est nulle pour moi, et j'y nage volontiers une heure sans frissonner. » On comprend que si l'on a affaire à des personnes d'une aussi solide charpente, chez lesquelles la calorification jouit d'une telle puissance, on peut sacrifier quelque chose de la rigueur des principes ; mais ne l'oublions pas, c'est une rare exception.

Je me résume, et conclus que, pour les très-jeunes enfants, le bain peut s'étendre depuis une simple immersion jusqu'à deux minutes. Depuis trois jusqu'à cinq minutes, sont assez pour les

femmes et les jeunes-gens des deux sexes, faibles
ou malades. Les adultes bien portants ne devront
qu'exceptionnellement dépasser douze minutes.
Cinq à six minutes forment en géneral le terme
moyen.

Si la mer est houleuse , si de grosses lames dures
et courtes viennent sans relâche se briser sur vous,
en produisant l'effet d'une douche , les effets du
bain sont encore plus prononcés ; et si vous ne
vous souciez pas d'être le lendemain tout moulu
et courbaturé, abrégez de près de la moitié la durée
de votre immersion. Les résultats n'en seront que
plus favorables. Ce sont d'ailleurs les bains dont
l'action est la plus efficace et la plus puissante sur
l'organisme. — Vous comprenez sans peine comment cette percussion active et répétée doit stimuler la puissance de réaction , provoquer l'appel
des fluides à la peau et tonifier surtout cette
membrane.

Quand des pluies abondantes ont notablement
refroidi la mer, il est encore prudent de rester
moins long-temps dans l'eau.

En sortant du bain , rentrez promptement sous
votre tente , essuyez-vous rapidement et légèrement , et passez vos habits sans perdre de temps.
Si vous n'êtes pas resté dans l'eau trop long-temps,

un léger exercice sur le bord de la mer ne tardera
pas à faire refluer le sang à la périphérie du corps
et à y rappeler la chaleur. Je connais quelques
personnes qui sans prendre la peine d'absterger
l'eau de la mer, dont elles sont imprégnées,
passent immédiatement leurs habits et prétendent
que la réaction est plus prompte et plus complète.
Il est probable que dans ce cas les particules salines qui adhèrent à la surface du corps doivent
stimuler la peau et favoriser ainsi le retour de la
chaleur. Je ne voudrais pas conseiller cette pratique d'une manière générale, bien que Buchan
s'en montre assez le partisan. Je la vois bonne
chez les adultes bien portants, vigoureux, à
réaction facile ; mais chez les personnes moins robustes, à circulation moins active, je conseillerais
au contraire de stimuler la peau par des frictions
sèches avec un morceau de flanelle.

Ces frictions sont utiles à plus d'un titre. Elles
ont d'abord pour effet d'achever le nettoiement
de la peau, d'appeler le sang dans les capillaires
de cette membrane, de titiller légèrement les
houppes nerveuses, d'augmenter, en un mot, tous
les phénomènes organiques de la peau, de re-
médier à sa faiblesse et à son atonie. — Chez les
individus d'un tempérament lymphatique, chez

9

les enfants, chez les personnes dont la peau
manque d'action, c'est à la fois un révulsif doux
et puissant, et un complément avantageux des
bains de mer.

Il est d'usage général dans quelques établisse-
ments de prendre un bain de pieds chaud, immédiatement au sortir du bain. Cette pratique,
inutile le plus souvent, peut être nuisible dans
certains cas. Chez les femmes, par exemple,
affectées d'irritation de la matrice ou d'engorgement de cet organe, ou disposées à des hémorragies utérines, les dérivations sur les membres
inférieurs appellent une congestion des organes
du bassin, qui peut produire un effet désavanta-
geux. Il vaut mieux s'en référer à une marche
légère du soin de réchauffer ces extrémités. Le
pédiluve chaud n'est convenable que si le mouvement centriprète passager occasionné par le
froid a été trop prononcé, et s'il existe quelques
phénomènes de congestion viscérale, douleurs
de tête, de poitrine, etc.... sinon la réaction sur
la peau due à l'exercice doit suffire et être seule
provoquée.

Si, en sortant du bain, on ne ressent point un
sentiment de chaleur à la peau, l'absence de
cette sensation est une preuve que l'eau était trop

froide, ou que l'immersion a été trop long-temps
prolongée relativement à la vigueur de la constitution. L'énergie circulatoire n'est pas suffisante
pour surmonter la torpeur momentanée des vaisseaux superficiels. L'énoncé de ces causes en
indique le remède.

Je ne dois pas omettre d'indiquer ici la précieuse ressource que nous présentent les bains de
mer chauds pour remplacer ceux à la lame chez
les très-jeunes enfants trop faibles pour que l'on
puisse attendre de leur organisme une réaction
suffisante .Ainsi, ceux âgés de moins de deux ans
n'en devront pas prendre d'autres. Il faut bien
encore y recourir pour les enfants craintifs,
pusillanimes, auxquels l'aspect de la mer et tous
les préparatifs du bain causent un effroi indici-
ble, capable de leur occasionner des convulsions.
J'ai déjà dit qu'il ne faut pas insister trop long-
temps dans ce cas, et si la douceur et la persua-
tion ne peuvent les y amener graduellement, on
devra se contenter des bains dans une baignoire.
On peut d'ailleurs en abaisser par degrés la
température, en diminuant chaque fois la durée
de l'immersion. Cette méthode est encore utile
pour disposer insensiblement les personnes faibles
et souffrantes à pouvoir supporter les bains à la
lame.

Il est des cas, enfin, où l'on peut se trouver obligé de n'employer qu'une méthode encore moins active, et que Buchan conseille lorsque quelque raison empêche de prendre le bain à la lame. Elle consiste à pratiquer journellement des frictions sur la peau avec une éponge imbibée d'eau de mer, ou un linge trempé dans la même eau et que l'on a fait sécher. On pourra retirer, chez les enfants ou chez les personnes faibles, de bons effets de cette pratique.

Je dois encore signaler ici une modification du bain de mer, peu usitée chez nous, et dont l'emploi pourrait être suivi des plus heureux résultats : je veux parler de *l'arénation* ou du *bain de sable*. Il est recommandé par les anciens, et l'on sait que les habitants des pays chauds, les Arabes entr'autres, s'enfouissent dans le sable de leurs plaines brûlantes pour se guérir des anasarques. Le fameux Solano de Lucques prescrivait fréquemment ce bain en Espagne. Voici en quoi il consiste : quand la mer est basse, que le sable découvert vient d'être fortement chauffé par les rayons ardents du soleil, on creuse un lit assez grand et assez profond pour que le malade que l'on veut y coucher puisse être couvert jusqu'aux épaules, on y place l'enfant nu et on le recouvre.

On peut l'y laisser dix à vingt minutes si le sable
est très chaud, cinq ou six dans le cas contraire.
Des frictions sèches à la suite de ce bain complè-
tent le traitement. Les enfants dont la santé et la
constitution sont profondément altérées en éprouvent de merveilleux effets.

Une promenade de quelques instants sur le
bord de la mer, jointe à l'action du bain, ne tardera pas à provoquer la faim, et l'on pourra
bientôt la satisfaire amplement. C'est une remarque faite par tous les baigneurs, que l'air de la
côte et le changement du régime et des habitudes
développent singulièrement l'appétit. Il est rare
que leur estomac ou leur économie souffre de ce
surcroît de nourriture qui est dépensé par les
pertes de la transpiration insensible et de la fatigue musculaire. Mais si, de retour à ses habitudes,
après avoir repris sa vie de grande ville, on veut
continuer ce régime, Buchan a remarqué qu'il se
manifeste des congestions locales et générales qui
nécessitent quelquefois des déplétions sanguines.

Il est peu de grandes cités qui jouissent de
l'heureux privilége de la capitale de l'Autriche.
Le docteur Ingenhouz a remarqué que de toutes
les grandes villes d'Europe, ce sont les habitants
de Vienne qui offrent l'appétit le plus remarqua-

ble, et il attribue cette faculté à la pureté de l'air
que respirent les Viennois (Buchan). *O fortuna-*
tos nimium, ne manqueront pas de s'écrier
quelques ardents sectaires de la table. Combien
de gens paieraient cher une telle faculté! Car
nos gastronomes n'en sont pas encore arrivés au
luxe de raffinement des Romains sur cette matière.
Les gourmands de cette époque, gorgés et repus
des mets les plus succulents et les plus variés,
savaient ingénieusement s'en débarrasser pour
recommencer sur de nouveaux frais. — Celui qui
répugnait à l'émétique, invention déjà commune
et grossière, pénétrait dans un cabinet dont la
température, élevée au moyen de calorifères
et de lampes placées autour des murs, détermi-
nait bientôt une sueur abondante qui ruisselait à la
surface du corps. Cet émonctoire artificiel, éner-
vant, produisait une déplétion considérable, et
l'économie, dépouillée d'une partie des sucs qui la
gorgeaient, réclamait une nouvelle absorption
que la sensualité des Lucullus ne faisait pas attendre. L'idée est ingénieuse, et digne de la dépra-
vation de cette aristocratie dégénérée, impuissante
à faire quoi que ce soit de grand, et ne sachant
plus donner cours à son imagination déréglée,
que pour inventer de nouveaux raffinements de
délices et de sensualité.

CHAPITRE XI

Quod caret alternà requie, durabile non est.
OVIDE.
Un travail assidu n'est jamais de durée:
Il faut l'entremêler quelquefois de repos.
Trad. de MÉZIRIAC.

Je n'ai pas encore tout dit sur ce sujet, car, à mes yeux, l'hygiène des bains ne comporte pas seulement les précautions à prendre pour entrer dans l'eau et en sortir, mais elle renferme aussi les détails du genre de vie, du régime auquel on doit se soumettre pendant le séjour aux eaux

minérales. Les bains seuls ne sont que les premières données d'un problème dont la solution se fera
attendre si l'on néglige d'autres éléments, qui ,
bien qu'accessoires , sont indispensables pour le
compléter. Quelques pages vont suffire à cet
exposé.

Il est rare que les légers accidents qui sont
consécutifs aux bains de mer , quand ceux-ci ne
sont pas trop prolongés ou pris intempestivement,
soient assez sérieux pour devenir inquiétants.
Ainsi les lassitudes , les brisements , les étouffements, l'agitation nocturne , les étourdissements
avec céphalalgie , etc... se dissipent ordinairement
d'eux-mêmes et sans l'intervention médicale.
Cependant , j'ai vu quelquefois des accès de fièvre
assez forts , persister quatre ou cinq jours , et se
résoudre chez les enfants surtout par une sueur
abondante.

Chez les personnes atteintes déjà de paralysie ,
ou sujettes à des congestions pulmonaire ou cérébrale , la persistance de l'oppression ou du mal
de tête avec étourdissements, devrait faire recourir au médecin.

S'il survenait une affection catarrhale , rhume ,
mal de gorge , diarrhée, il serait bon de suspendre les bains jusqu'à ce que les premiers symp-

tômes d'irritation fussent passés. A la fin de ces
affections, les bains enlèvent quelquefois les derniers vestiges du mal.

Les éruptions anomales et les exanthêmes cu-
tanés avec ou sans fièvre sont assez communs après
les premiers bains. Ils sont peu inquiétants. Dans
un cas assez remarquable, les bains de mer ont
provoqué l'apparition d'une variole assez con-
fluente chez deux jeunes personnes de Paris qui
avaient séjourné long-temps au milieu d'un foyer
épidémique sans en être atteintes, et qui l'avaient
quitté depuis plus de quinze jours.

L'efficacité des bains de mer sur la santé de
ceux qui les pratiquent, n'est pas toujours la
même. Elle varie quelquefois d'une année à l'autre.
En général, les années chaudes et sèches sont les
plus favorables à leur action.

La question du nombre de bains qui doivent
composer une *saison* est encore assez importante.
On se rappelle que nous avons établi que le séjour
sur la côte était un des plus sûrs moyens de combattre l'influence pernicieuse de l'habitation des
villes. — Plus on le prolongera, plus les avantages en seront prononcés. Mais il ne faudra pas
pendant tout ce temps se baigner sans interruption. — Les personnes qui pourront résider deux

ou trois mois sur les bords de la mer feront bien
de prendre leurs bains de deux jours l'un pour
en prolonger les effets (1). Quand à celles qui ne
pourront y consacrer que le temps strictement
nécessaire, elles pourront les prendre tous les
jours. Quinze ou vingt bains suffiront aux enfants,
aux personnes nerveuses et irritables. Les individus moins impressionnables pourront aller à
trente ; mais en général, il ne faut pas dépasser
ce nombre.

Quand les bains de mer sont tout-à-fait contre-
indiqués, soit en raison de l'âge des malades, de
leur faiblesse, de l'irritabilité du système nerveux, ou pour tout autre motif, on peut jusqu'à
un certain point essayer de les suppléer en venant
chaque jour sur le bord de la mer, respirer
l'atmosphère tonique de la plage, s'imprégner
des particules salines qui en émanent, surtout
quand un vent rapide vient de parcourir sa
surface. On prend alors de véritables *bains d'air*,

_____

(1) Une méthode que l'on peut adopter, est la suivante,
dans le cas d'un séjour de deux à trois mois sur la côte. On
prend une première saison de bains de trois semaines à un
mois ; puis un intervalle de repos pendant le même espace de
temps permet de faire une seconde saison. Cette mesure est
d'un assez bon effet.

moins actifs sans doute que ceux à la lame, mais
pourtant efficaces encore dans bien des cas. Il faut
autant que possible choisir le milieu du jour
pour venir s'assoir ou se promener en face de la
mer, et aspirer ses émanations pendant un long
espace de temps. Bien des enfants chétifs, bien
des santés débiles et profondément détériorées,
ont dû à ce simple moyen une notable amélioration qui les disposait à une guérison complète.

Ce n'est pas toujours immédiatement que les
bons effets des bains se feront sentir. Quelquefois
il est nécessaire que plusieurs semaines, même
plusieurs mois se soient écoulés pour que leur
influence bienfaisante puisse être appréciée. Il en
est de même pour toutes les eaux minérales; l'eau
marine ne peut donc faire exception.

Avant de terminer ce chapitre, je crois nécessaire d'ajouter quelques détails qui, bien qu'é-
trangers à la question des bains, se rattachent de
trop près au point de vue d'où j'ai envisagé leurs
effets hygiéniques, pour qu'on puisse les considérer comme un hors-d'œuvre. Il me semble au
contraire qu'ils compléteront l'ensemble des
considérations générales que m'a paru devoir
soulever l'hygiène des bains de mer.

Il ne suffit pas d'avoir fui l'habitation des villes

pour venir respirer l'air des côtes, de se plonger chaque jour au sein des eaux pour retremper sa constitution altérée par les fatigues ou les excès; si vous voulez que le bénéfice soit complet, que le traitement soit radical, il vous faut, pendant votre séjour sur la côte, rompre d'une manière absolue avec votre passé, avec vos habitudes sociales, avec votre genre de vie, vos travaux, vos plaisirs et vos dissipations. Plus la renonciation sera pleine et entière, plus le résultat sera large. Qui sait si le contraste de ce sevrage momentané ne vous fera pas retrouver avec plus de charmes, toutes les jouissances des grandes villes? C'est peut-être le plus sûr moyen de rendre à vos organes émoussés la fraîcheur de sensations plus jeunes, et tout le piquant des émotions neuves.

Mais que ce résultat s'y trouve ou non compris, sachez que vous n'êtes pas venu à la côte pour recommencer sur un autre théâtre votre existence de fêtes ou de travaux. Vous venez pour y trouver un repos indispensable, pour changer le but d'activité de vos sens et de vos organes; et pour y parvenir il vous faut entreprendre une vie nouvelle, inconnue, qui vous offre du moins, à défaut d'autre, le charme et l'avantage du changement.

Le changement, le mouvement, l'intermittence d'action, ne sont-il pas une des lois les plus générales de la nature? Existe-t-il non seulement sur ce globe, mais dans l'univers, un être, un point, un espace qui puissent se soustraire à son empire? Les variations des saisons et des mois, les alternatives du jour et de la nuit n'établissent-ils pas à vos yeux le plus parfait modèle de la loi qui régit tout être et toute chose?

Ainsi donc, repos absolu de tous les organes habituellement en exercice; sommeil de vos affections les plus vives, de vos sentiments les plus puissants, de vos passions les plus ardentes. Bonnes ou mauvaises, que toutes fassent silence pour un moment, leur tour ne viendra que trop vite. Ce que je veux exercer ici, ce sont vos muscles et vos poumons; car jusqu'ici vous n'avez su développer que votre cerveau : soit que des travaux intellectuels prolongés, ou des veilles énervantes, ou une recherche avide d'émotions remuantes, aient absorbé vos facultés, n'est-ce pas toujours votre système nerveux qui était en jeu, qui travaillait, qui alimentait de son précieux fluide les forces de votre machine?

La santé, le bonheur même, sont limités par l'exercice trop borné des facultés. Les développe-

ments partiels et extraordinaires de certain ordre
d'organes s'opposent à l'un et à l'autre. La perfection des forces musculaires et des sens externes, leur développement exclusif, engendre les
nations sauvages ou barbares. La prééminence
des facultés intellectuelles, leur culte spécial et
unique, les raffinements des jouissences et du
luxe, s'observent chez les peuples arrivés à un
haut point de civilisation, mais dont la vigueur
s'énerve, dont la race dégénère.

Il faut, pour qu'un juste équilibre s'observe
dans les forces organiques, que l'exercice des
muscles alterne avec celui du cerveau. Rien
n'épuise autant que l'uniformité de l'objet et de
l'application des facultés cérébrales.

Le sol le plus riche et le plus fécond, favorisé
par l'exposition la plus avantageuse, par la culture la mieux entendue, fertilisé par les plus
puissants engrais, ne se lasse-t-il pas de fournir
à la même plante ses mêmes éléments nourriciers? Ne finit-il pas par s'épuiser, si l'on n'a
soin d'alterner, et de faire succéder l'une à l'autre
une variété nombreuse de végétaux qui devront
y puiser des sucs divers appropriés à leurs besoins? C'est ainsi qu'il se repose. *Toute chose a
son règne*, dit Regnier.

Aussi, que les courses et les promenades à pied ou à cheval, à pied surtout, soient une de vos principales occupations. Que vos muscles sans cesse exercés rappellent dans vos membres la circulation qui y languit, l'innervation qui s'y ralentit, la nutrition qui s'y éteint. Bientôt, sous cette heureuse influence, les saillies musculaires affaissées se redresseront en se raffermissant, la peau décolorée et flasque reprendra du ton et de la chaleur : vos poumons se dilateront avec amplitude et régularité, les viscères sortiront de leur inertie, et le système entier, si profondément affaibli, recevra une énergique impulsion, qui le retrempera solidement.

« L'exercice, dit Bacon, est une des meilleures provisions de santé. De là vient l'aisance à tout faire et à tout souffrir. C'est l'école de la souplesse et de la vigueur. » Les anciens, qui ont compté tant de génies en tous genres, qui nous ont laissé tant de chefs-d'œuvre dans les arts et dans les lettres, savaient heureusement allier la gymnastique à l'étude et à la méditation. Pythagore et ses disciples consacraient une partie de la journée aux exercices du corps, après s'être livrés aux travaux de l'esprit. N'est-ce pas en se promenant sous les verts platanes de l'académie,

que Platon, ce sublime génie, faisait jaillir ses
admirables théories, et les belles pensées de sa
morale philosophique?

C'est surtout pour les enfants et pour les jeunes-gens que ces préceptes sont ici de rigueur.
C'est un des plus sûrs moyens de corriger un
des vices de l'éducation de nos jours. Car les
études précoces si généralement répandues dans
toutes les classes sont une des causes les plus actives de cette excitation nerveuse, de cet affaiblissement musculaire, de cette détérioration des
constitutions dans les races actuelles. On oublie
qu'il est question de faire non seulement des
savants, mais des hommes. S'imagine-t-on que
pâlir sur des livres pendant toute sa vie d'enfance
et de jeunesse, respirer incessamment la poussière des écoles courbé sur des cahiers, soit propre à développer avantageusement l'organisation
physique des jeunes-gens? « Est-il rationnel de
vouloir faire porter à un arbre les fruits en même
temps que les fleurs? »

On veut que les enfants soient des génies;
mais ces génies précoces, semblables aux plantes
venues en serre chaude, ne donnent que des
fruits décolorés et sans saveur. Quelques uns,
épuisés avant l'âge, succombent à une usure

prématurée après avoir dépensé rapidement leur
sève ; leur viatique intellectuel , selon l'expression
de Bordeu. D'autres peuvent fournir une course
plus longue , mais il ne suivent plus qu'à distance
ces intelligences moins hâtives qui , n'entrant
dans la carrière qu'au moment où les ressorts de
leur organisation ont atteint leur maximum de
résistance , portent avec aisance et légèreté leur
fardeau , et franchissent hardiment les difficultés
les plus ardues des sciences, ou peuvent s'abandonner sans danger à tout l'élan de leur imagination. Ecoutons un écrivain de génie , philoso-
phe en même temps que savant. — « Les livres
sont plaisants , mais si de leur fréquentation nous
en perdons enfin la gaîté et la santé , nos meilleures pièces , quittons-les : je suis de ceux qui
pensent leur fruict ne pouvoir contrepoiser cette
perte. » Que dirait aujourd'hui Montaigne , dont
l'époque sous ce rapport est si loin de la nôtre !
Combien serait nécessaire toute la verdeur de son
style , toute la raison de son admirable bon sens
pour signaler de pareils dangers !

Faites donc largement profiter toutes ces jeunes
intelligences du répit que leur laisse l'interruption
de leurs travaux. Que la natation , les promenades , les courses remplacent l'étude et les travaux

10

intellectuels. Je sais que dans quelques colléges
on a fait une heureuse application de la gymnastique, mais ces essais sont insuffisants, ne sont pas
appliqués sur une assez large échelle ; c'est le premier pas dans la route du bien.

Enfin, et ce sera ici un dernier conseil dont
l'importance n'est pas moindre : après une journée employée activement par vos muscles, qu'une
nuit calme, sevrée de toute distraction qui em-
piète sur le repos, vienne réparer les forces per-
dues. — Le sommeil est pour l'homme, en qui la
sensibilité prédomine plus que dans aucun être
vivant, le besoin le plus impérieux. Si l'activité
de l'esprit, des sens ou des organes du mouvement musculaire, tient le corps éveillé, la fatigue
est presque irréparable, l'usure est double, et
plus tard il faudra payer intérêt et capital.

Tous les être en ce monde végétaux, et animaux,
ne subissent-ils pas cette nécessité, à laquelle
l'homme n'essaie de se soustraire que pour avan-
cer sa ruine? Il semble pourtant que les plantes,
dont la sensibilité est si douteuse, pourraient sans
dommage être exemptes de cette fonction. — Et
cependant, examinez les fleurs pendant la nuit,
voyez les pétales s'appliquer les unes contre les
autres, se plisser ou se tordre en spirale. La tige

du nénuphar s'incline le soir dans l'eau, et se redresse le matin. Les pédoncules d'un grand nombre de géranium, de renoncules, etc... s'infléchissent aux approches de la nuit. La sensitive, cette plante si intéressante, si délicate, si impressionnable, étend ses feuilles autant qu'elle le peut à midi; vers le crépuscule ses folioles se ferment, puis les pétioles s'abaissent et le mouvement se propage ainsi de bas en haut, d'abord rapide, puis plus calme et plus uniforme, jusqu'à ce qu'enfin la contraction ait atteint son dernier terme à minuit. (*Burd. op. cit.*)

Comprenons donc enfin qu'aucun acte de la nature n'est isolé, que tout s'enchaîne et s'harmonise dans toutes les classes de la création. Ne luttons pas au détriment de notre vie contre une loi générale, qui n'a d'autre but que notre conservation. Le sommeil rétablit l'équilibre primordial des organes, en diminuant la consommation et les pertes de l'individu. Pendant le sommeil, les sens externes se reposent; les fonctions de la vie de relation cessent d'être en activité, la vie se recueille; la nutrition seule, ce mouvement interstitiel, insensible, d'absorption et d'assimilation, veille avec fruit et redouble d'énergie pour le salut et la réparation des organes. Soyons

donc convaincus de son importance et subissons
avec intelligence la nécessité de sa loi.

CHAPITRE XII

Il me reste à examiner les effets thérapeutiques
des bains de mer, c'est-à-dire à faire connaître
dans quelles maladies il convient d'en faire l'application, et sous quelle forme on peut administrer
l'eau marine. Je serai bref sur ce point.

Il existe sur ce chapitre des ouvrages où ces
questions sont traitées avec détail et de manière à

servir de guide aux médecins. Je ne crois pas
d'ailleurs qu'il soit possible de faire apprécier
exactement par les gens du monde , auxquels cet
opuscule est particulièrement destiné , les indications si variées , si délicates d'une médication
énergique et puissante , dont l'administration réclame le tact et l'expérience d'un médecin instruit.
Je ne suis pas partisan , je l'avoue, de ces traités
de médecine domestique , populaire , etc., mis à
la portée de toutes les intelligences. Il me paraît
sans profit, même dangereux, d'essayer de dévoiler
les mystères si profonds de la pathologie et d'ini-
tier aux indications si difficiles de la thérapeutique.
Ces ouvrages , inutiles à ceux qui savent, insuffisants à ceux qui ignorent, ne peuvent que fausser
le jugement. Donnant la présomption du savoir
aux esprits superficiels, ils entraînent, dans la pratique, à des erreurs dont la portée et les conséquences
sont quelquefois de la plus haute gravité.

Il en est tout autrement de l'hygiène, dont les
prétentions plus modestes , dont les leçons faciles
à saisir, n'ont d'autre but que d'indiquer à chacun
les moyens de maintenir les fonctions dans leur
état régulier. Ses préceptes salutaires, dont l'application est de toutes les heures, sont pour la constitution physique du corps, ce qu'est la règle

morale dans l'éducation de l'homme. Celle-ci, en
développant ses nobles instincts , fortifie ses im-
pulsions généreuses et ses sentiments les plus purs.
Elle le pénètre des notions de ses devoirs, le pré-
pare à marcher d'un pas ferme et sûr dans les
sentiers si rudes , si difficiles de la vie, à braver
les atteintes et les exigences des temps adverses.
L'autre, prenant aussi l'homme au berceau, favo-
rise par des exercices mâles et vigoureux le jeu
régulier et actif de ses fonctions, et l'endurcit à la
fatigue. Elle lui inspire une juste confiance en ses
forces, tout en l'instruisant des dangers qui sont
réservés à leur abus. Par là elle le forme à se
modérer dans la satisfaction de ses instincts, en
même temps qu'elle l'a disposé à subir avec moins
de souffrance les rigueurs physiques qui menacent
peut-être son existence. Il y aurait donc utilité
pratique à associer dans une étude commune deux
sciences qui, diverses au fond , différentes dans
leur objet, n'en concourent pas moins à un but
commun, le bonheur et l'amélioration de l'homme.
Ces motifs serviront d'explication et d'excuse au
développement que j'ai cru devoir donner aux chapitres précédents et font comprendre pourquoi
j'accorderai à celui-ci moins d'étendue.

Affections générales des deux sexes. — Les

détails dans lesquels nous sommes entrés sur le froid, sur son action, sur celle de l'eau de mer, ont déjà fait en partie comprendre à quels cas convient particulièrement cet agent et quelles indications les bains de mer sont appelés à remplir. Ils sont toniques et excitants, avons-nous dit ; leur efficacité sera donc réclamée par cette multitude d'enfants et de jeunes gens des deux sexes dont la constitution languissante, sans être précisément malade, lutte avec peine contre les entraves que de mauvaises conditions organiques apportent à leur développement. Ils conviendront surtout à cette nombreuse série d'êtres scrophuleux, rachitiques dont fourmillent les grandes villes, et qui, déjà victimes de l'intensité du mal, portent des traces souvent ineffaçables de l'altération de leur constitution. Ainsi gonflement des articulations, ulcérations, fistules, engorgements des ganglions cervicaux, ophthalmies chroniques, ramollissement des os, déviation de la colonne épinière, engorgement des ganglions de l'abdomen, tels sont les désordres et les lésions qui puiseront dans les bains froids et dans l'air de la mer une sensible amélioration et quelquefois une guérison radicale. Ils en tireront toujours une force de résistance et de vitalité qui, arrêtant les progrès du mal, permettra à la nature de réagir avec fruit contre une puissance occulte qui engourdissait son action.

Dans ces cas même qui présentent des indications si positives des bains de mer, il est encore essentiel de tenir compte de l'état inflammatoire qui complique souvent le début de ces affections. Il faut que la période aiguë ait disparu à la suite d'un traitement adoucissant.

Affections générales du sexe féminin. — Il est une autre affection générale, particulière au sexe féminin, et qui se lie à une altération du sang : c'est la chlorose (pâles couleurs). Il n'est pas de saisons de bains qui ne nous amènent une foule de jeunes filles au teint pâle et bouffi, atteintes de palpitations, d'étouffements, d'aménorrhée, etc. Tous ces accidents ne tardent pas à disparaître ou à diminuer notablement sous l'influence du séjour à la côte et des bains de mer. Après une ou deux semaines, on voit le teint reprendre sa vivacité et sa coloration, les forces se rétablir, les digestions et les battements de cœur se régulariser. Ces résultats sont rapides et presque infaillibles ; il est peu de maladies aussi heureusement influencées par les bains de mer. On peut d'ailleurs faire usage concurremment du traitement interne approprié à ce genre d'affection.

Maladies locales. Organes respiratoires, — Le catarrhe chronique, celui surtout qui paraît déterminé par les chaleurs de l'été, éprouve aussi de très bons effets du séjour sur les bords de la mer et des bains à la lame. Buchan, dans son excellent ouvrage, insiste particulièrement sur ce point. Il raconte que lui-même, après avoir éprouvé différentes attaques de cette maladie, n'a pas trouvé de moyen plus efficace de s'en débarrasser, que d'aller respirer l'air de la mer : il n'y était pas de vingt-quatre heures que sa toux disparaissait.

Il cite encore à l'appui de ce fait une observation journalière, dit il, dans le nord de l'Angleterre; les personnes qui gagnent leur vie à ramasser des moules et autres coquillages, ou qui sont employées dans des raffineries de sel, sont pourvues d'une immunité presque absolue contre les catharres, et ceux qui en sont affectés s'en guérissent en embrassant ces professions.

Les bains de mer font disparaître l'habitude catarrhale de l'économie, en rendant à la peau le ton et la vigueur, et en répartissant d'une manière plus égale la chaleur animale concentrée sur un des viscères. Aussi les personnes nerveuses, impressionnables au froid, sujettes aux rhumes et aux maux de gorge, recouvrent le plus souvent,

après une ou deux saisons de bains de mer, une
plus grande aptitude à résister au froid et une
bien moindre susceptibilité du côté des organes
respiratoires.

C'est ici le lieu de m'expliquer sur l'action des
bains dans la phthisie pulmonaire. Sans doute, si
l'on a affaire à une phthisie confirmée, s'il existe
une toux quinteuse et surtout un mouvement fébrile, si léger qu'il soit, avec redoublement et
sueur nocturne ; si le malade est d'un tempérament
nerveux et irritable, où encore s'il est sujet aux
crachements de sang, il y aurait le plus grand
danger à lui faire respirer l'air de la mer et à lui
faire prendre les bains à la lame. Mais il est une
espèce de phthisie scrofuleuse, à marche lente et
chronique, n'envahissant le poumon qu'après
avoir manifesté sa présence dans l'économie par
tous les symptômes d'un constitution scrofuleuse
très-prononcée. On l'observe souvent chez des
individus à fibre molle, peu irritables, peu disposés
à une réaction énergique ; il n'y a pas de fièvre,
ni d'exacerbation nocturne, l'affection organique
du poumon se laisse à peine soupçonner par
quelques signes physiques au sommet de la poitrine, et par une toux plutôt grasse et facile que
sèche et quinteuse. Je crois que dans ces cas

douteux, on peut, après l'autorisation d'un médecin instruit, et en surveillant de très-près l'action
des bains, essayer avec avantage l'air, et avec
réserve et prudence les bains de mer. — Je possède des observations qui m'ont convaincu des
bons effets de ce traitement dans les cas que je
viens de spécifier.

Les personnes atteintes d'asthme nerveux se
trouvent bien de leur séjour sur les bords de la
mer et des bains froids, sans pourtant que leur
maladie en éprouve d'amélioration notable ; les
accès en sont peut-être plus éloignés et moins
forts, mais il n'y a pas guérison.

Buchan cite aussi l'observation de plusieurs
personnes affectées d'une espèce particulière
de mal de gorge, caractérisé par le relâ-
chement de la luette et par le gonflement des
amygdales, qui ont presque toujours été guéries
par une courte résidence sur les côtes et par
l'usage des bains.

Affections des centres nerveux. — Névroses. —
Les affections nerveuses ont, dans plus d'une circonstance, obtenu des bains les meilleurs résultats.
Ainsi quelques-unes des formes de l'aliénation
mentale, la chorée, les convulsions des enfants,
d'après Buchan, certaines lésions nerveuses de la

vue, ont été considérablement améliorées par l'usage des bains. Plusieurs cas de paralysie nerveuse d'un côté du corps, ou de paraplégie, en ont aussi obtenu de l'avantage.

Les paralysies résultant d'une hémorragie cérébrale ou spinale, peuvent aussi en éprouver de bons effets, mais c'est ici surtout, comme dans les cas spécifiés ci-dessus, que la plus grande prudence est nécessaire. Si la congestion cérébrale est trop récente (convulsion ou hémorragie), s'il reste quelque disposition à une fluxion vers cet organe, j'ai vu plus d'une fois survenir de sérieux accidents. Il est indispensable pour toutes ces affections de s'en rapporter aux avis d'un médecin prudent, et de ne pas se hasarder à prendre de bains, sans avoir été scrupuleusement examiné. Il faut également surveiller de très-près les effets des premiers bains. Les affusions froides, dont je décrirai plus loin l'emploi, sont nécessaires dans la plupart de ces maladies.

Affections gastro-intestinales. — Au nombre des maladies que l'on voit s'amender sous l'influence des bains de mer, on peut citer les gastralgies avec constipation habituelle, certaines douleurs intestinales avec ou sans diarrhée, les engorgements du foie et du mésentère. Il faut

souvent y joindre l'administration intérieure de
l'eau de mer.

Névralgies. — M. Gaudet cite plusieurs observations de névralgies, de migraines, guéries par
l'emploi des bains froids. Il était indispensable
dans ces cas, de combiner avec ce moyen, les
affusions froides.

Affections cutanées. — Les affections de la peau,
à forme sèche surtout, comme l'a remarqué
M. Biett, obtiennent de bons résultats de ce même
traitement. J'ai pu me convaincre plus d'une fois
de la vérité de cette observation. Ainsi, le pru-
rigo, le lichen, le pityriasis, psoriasis, s'en trou-
vaient avantageusement modifiés. M. Gaudet cite
pourtant quelques guérisons d'affections vésicu-
leuses ou pustuleuses. J'ai vu souvent aussi un
état de la peau qui n'est pas précisément une
maladie, mais qui se caractérise par une sécheresse et un état presque rugueux de cet organe,
retirer des bains de mer, d'excellents effets. En
outre de la tonicité que recouvrait cette membrane,
il restait à sa surface, à la suite du bain, une
sorte d'enduit onctueux qui la lubréfiait, et la
disposait à mieux remplir ses fonctions. Aussi,
cette médication réussit-elle particulièrement,
même appliquée à d'autres maladies, quand la

peau, plutôt sèche que moite, est peu disposée à la perspiration cutanée. Cette remarque m'a été confirmée par M. le professeur Fouquier, qui a été plus d'une fois à même d'en vérifier la justesse.

On a aussi conseillé les bains de mer contre les sueurs abondantes, générales ou locales, auxquelles sont sujettes quelques personnes, et qui en outre d'autres inconvénients, affaiblissent quelquefois extrêmement la constitution. Sans doute les bains peuvent supprimer ces habitudes d'excessive transpiration ; mais il ne faut les employer qu'avec les plus grandes précautions. Je crois, avec le docteur Gaudet, qu'il est prudent de commencer par des bains de mer chauds dont on abaisserait graduellement la température, puis on ferait pratiquer dans la mer une simple immersion, et ce ne serait que par degrés tout-à-fait insensibles, que l'on arriverait à prendre un bain de quelques minutes.

Peut-être trouvera-t-on singulier que les bains employés tout à l'heure pour rappeler la transpiration cutanée, soient administrés ici pour modérer et réprimer cette même sécrétion. La remarque sera fondée, et pourtant, l'effet des bains n'en subsistera pas moins. — Il faut admet-

tre que dans cette double circonstance ; les fonctions de la peau sont altérées ; dérangées par suite
de la faiblesse et de l'atomie, soit de la peau seule,
ou de tout l'organisme : on comprendra alors
l'efficacité des bains de mer, puisqu'il s'agit dans
l'un comme dans l'autre cas, de rendre du ton à
l'économie ou à la membrane cutanée.

Maladies utérines. — Les bains de mer sont
encore une ressource précieuse dans les nombreuses affections auxquelles les femmes sont sujettes.
J'ai déjà parlé de la faiblesse générale de la
constitution ; de la chlorose où nous avons vu
quel heureux parti on en pouvait tirer. — Les
déplacements de l'utérus, simple abaissement avec
ou sans déviation de sa direction, les engorgements
passifs de cet organe, les leucorrhées, la mens-
truation trop ou trop peu abondante ; la stérilité
qui se trouve si souvent liée à une lésion utérine,
etc..... ont souvent été heureusement influencés
ou guéris sans retour par l'administration des
bains de mer. Je ne reviendrai pas sur les conseils
et les observations que j'ai déjà énoncés dans le
chapitre V. J'ajouterai seulement que dans les
affections utérines, il ne saurait être fait abus de
précautions et de ménagements. Ainsi en général,
les bains devront être courts, suspendus les

jours où les vagues seront trop fortes, interrompus quelquefois par des jours de repos : en outre, il faudra éviter la fatigue de la marche et de l'exercice, surtout au début des bains.

Je suis loin d'avoir épuisé le sujet, mais ici surtout, je veux me borner. Je me contenterai d'énumérer quelques unes des maladies qui dans quelques circonstances ont éprouvé de bons effets des bains de mer : ainsi, certains cas de rhumatisme chronique, la goutte dans l'intervalle des accès, les entorses chroniques, les incontinences d'urines, les pertes séminales involontaires (chez lesquelles je dois dire que je les ai vus assez souvent inutiles et parfois même nuisibles), les corizas habituels, etc..., etc....

Je pourrais citer bien d'autres affections auxquelles peuvent convenir les bains de mer ; mais ils rentrent dans celles dont nous avons parlé, et l'application en sera facile, ou bien l'expérience n'a pas assez prouvé en faveur des autres, pour qu'on puisse les conseiller d'une manière générale.

CHAPITRE XIII

Capiti nihil æquè prodest atque aqua
frigida.

CELSE.

Il me reste à indiquer les différents modes d'administration de l'eau de mer, en outre de ce que j'ai dit des bains.

Ainsi j'ai parlé des *affusions froides*, que l'on pouvait combiner, soit avec le bain de mer chaud, soit avec le bain à la lame. Ces affusions qui

peuvent rendre de grands services à la thérapeutique se pratiquent de la manière suivante.

On verse lentement sur la tête nue ou recou-
verte d'un serre-tête de taffetas ciré, une quantité
voulue de seaux d'eau de mer. Si le baigneur se
dispose à prendre un bain à la lame, il se tient
agenouillé ou courbé sur le bord de l'eau et re-
çoit l'affusion prescrite : la moitié avant d'entrer
dans la mer, et l'autre moitié à la sortie. Dans le
bain de mer chaud, on partage également par
moitié entre le commencement et la fin du bain.

Quelques personnes se font sans nécessité une
habitude des affusions : c'est un tort. On ne doit
en faire usage que pour remplir certaines indications. Si l'impression produite était trop violente,
il faudrait y renoncer.

On doit augmenter graduellement le nombre
des seaux composant chaque affusion en com-
mençant par deux et ne dépassant pas quinze ou
vingt.

Dans les baignoires où la température de l'eau
est moins élevée que celle de l'affusion, le nombre des affusions doit être moins considérable.

Les maladies qui les réclament nécessairement,
sont les raptus habituels du sang vers les yeux ou
de cerveau, les amauroses congestives, les névral-

gies faciales, les migraines, les divers degrés de la paralysie, et chez les enfants, la prédominance du cerveau ou une disposition aux convulsions.

Les affusions ou les douches d'eau de mer peuvent s'appliquer avec avantage sur les articulations scrophuleuses ou rachitiques, sur la colonne vertébrale, sur les membres paralysés, etc... mais ce sont en général des moyens qu'il peut être dangereux de se faire administrer de son chef. — C'est aussi l'opinion du docteur Gaudet qui a fait un emploi assez fréquent et assez heureux de cette méthode.

Je vais terminer par quelques notes sur l'usage intérieur de l'eau de mer. — Russel et Buchan en ont fait une fréquente application et la considèrent comme une précieuse ressource dans plus d'une circonstance.

Si on le prend comme purgatif, Buchan recommande d'en boire, en deux fois, environ une pinte le matin avant déjeûner, en mettant une demi-heure ou une heure d'intervalle entre chaque prise.

Cette méthode est peu usitée en France, et peut-être les autres purgatifs salins produiraient-ils le même effet. — Mais si l'on veut employer l'eau de mer à l'intérieur, comme *altérant*, et

non plus comme purgatif, son efficacité sera moins
douteuse (1).

Un verre pris chaque soir avant se de coucher,
agit rarement comme purgatif, mais tient le corps
libre, augmente l'appétit, facilite les digestions
et améliore généralement la santé, surtout des
constitutions lymphatiques. — Cette pratique convient dans les affections cutanées, dans les scrophules, dans la jaunisse, dans les engorgements
mésentériques, dans les affections paralytiques.

Il est bon tous les huit jours, quand on suit
cette méthode, de prendre un purgatif soit avec
l'eau de mer, soit avec tout autre sel neutre.
Les auteurs dont je viens de vous parler préfèrent
le premier.

Les lavements d'eau de mer sont un évacuant
très-convenable. — On peut en faire un usage
avantageux pendant le séjour aux eaux.

On peut aussi pratiquer avec utilité des injec-
tions vaginales dans certains cas spéciaux qui

(1) M. Pasquier, pharmacien à Fécamp, a su corriger le
goût désagréable et nauséeux de l'eau de mer au moyen d'une
préparation qu'il lui fait subir. Il la rend gazeuse et plus facilement potable. C'est un progrès qui permettra de recourir
plus fréquemment à une médication avantageuse, pour laquelle bien des malades éprouvaient une forte répugnance.

rentrent dans le domaine de la pathologie. —
Comme je trouve que l'excursion que nous venons
d'y faire est amplement suffisante pour le but que
je me propose ici, je crois convenable de m'arrêter brusquement, de peur d'être entraîné plus
loin qu'il ne me semble à propos.

CHAPITRE XIV

Welcome, welcome, ye dark blue waves.
LORD BYRON.

Que j'aime à contempler dans cette anse écartée
La mer qui vient dormir sur la grève argentée
Sans soupir et sans mouvement.
LAMARTINE.

Il ne me reste plus, pour remplir le cadre que je me suis tracé, qu'à terminer par quelques instructions locales, par quelques détails sur le pays et ses environs. Je suppose que plus d'un baigneur aura préféré le calme et l'isolement des ports de mer moins fréquentés, à l'agitation et au tourbillon des eaux favorisées par la mode et envahies par les plaisirs. Je vais même plus loin , je suppose que Tréport en a su attirer plusieurs : Tréport sera donc notre point de départ.

A quelques uns sans doute, les distractions vont manquer : le contraste d'une vie active , occupée soit par les plaisirs ou par le travail , avec des habitudes tout opposées , fera éprouver plus d'un vide et quelques moments d'ennui. La contemplation de la mer finit par devenir mono- tone, et rester immobile sur la plage ou dans sa chambre offre une perspective peu séduisante. — Mais ce n'est pas ainsi que je comprends le séjour aux eaux : j'y veux au contraire de la variété et du mouvement. Rappelons-nous dans quel but le baigneur abandonne ses foyers , et ne perdons pas de vue cette idée, qu'il lui faut de toute nécessité laisser dormir son système nerveux. Il lui faut opposer, à cette agitation nerveuse et maladive de Paris , à ce tournoiement si rapide des idées et des faits , le calme de l'esprit et l'exer- cice du corps. S'il veut ne pas effeuiller en peu d'années son existence , qu'il prenne garde d'en- gager l'avenir d'une mine féconde mais non iné- puisable que la nature a cachée en lui. Souve- nons-nous que « l'homme le plus cultivé , s'use en cela même, par les frottements multipliés qu'il éprouve. » (*Virey.*)

Je veux donc le tenir en haleine, et lui abré-ger une journée dont il semble en peine. Et d'abord peu de musique, peu de lecture, peu de travail cérébral en un mot... D'autres parties à leur tour doivent entrer en action. Un organe n'est-il pas la corde d'une harpe qui se fatigue, se désaccorde et se brise, si elle est toujours tendue? Le coursier de race, le plus noble, le plus im-pétueux, peut-il suffire sans relâche aux fatigues que lui imposerait le chasseur trop exigeant?

Il faut que ses poumons jouent et se dilatent en grand air, que ses yeux se reposent sur les vertes couleurs des bois et des prairies, que ses muscles se contractent et s'exercent. Ainsi, qu'il veuille bien me suivre, et quand nous aurons par-couru jour par jour, tout ce que présente de varié un pays perdu jusqu'ici, et dont les res-sources semblent au simple aperçu si arides, il conviendra peut-être qu'il est possible, pendant toute une saison de bains, de trouver à dépenser son temps sans trop d'ennui.

Je le suppose familiarisé avec l'aspect de la mer, je le suppose insensible à ce saisissement, à ce frémissement qui éclatent chez les ames neuves à ce spectacle. Ce serait déjà une première et puissante distraction : je la regrette pour lui. J'ai plus d'une fois prêté l'oreille avec charme aux élans de leur admiration. J'enviais leur émotion. Insensiblement la vérité et la poésie de leurs accents chaleureux me pénétrait, et me faisait participer à des jouissances que l'habitude n'avait qu'émoussées. Mais c'est le soir surtout que surgissait une nouvelle source d'admiration pour ces yeux étrangers à toutes les richesses de la nature. — Le coucher du soleil au milieu des flots empourprés, quand son éclat se répercute et se nuance avec magie sur les nuages vaporeux, qu'il imprègne des teintes les plus riches, crée un spectacle auquel nul être doué de quelque sentiment artistique, n'assiste sans émotion.

Qu'il soit ou non un abonné de nos bains, et familier avec les flots, il n'en consacrera pas moins quelques jours à faire ou à renouveler connaissance. L'aspect seul de la mer, dont les teintes et les formes sont si variables et semblent un nouveau protée, l'attirera plus d'une fois sur la plage. Il y viendra pendant le calme, aspirer ses douces brises, et pendant les raffales, admirer la tempête. A l'heure où la mer est basse, où la grève est découverte, quand une légère écume annonce à peine la ligne où la nappe limpide et transparente vient mollement expirer sur le sable, il ira vaguer sous les falaises à travers les roches âpres et glissantes. Il contemplera ces immenses murailles d'un aspect saisissant, déchirées par d'énormes échancrures, hérissées de saillies anguleuses dont les ruines gisant à ses pieds, semblent des débris de monuments colossaux échappés à des âges fabuleux.

Les points de vue ne manqueront pas au peintre et au dessinateur. Sans parler de l'église de Tréport qui dresse avec coquetterie son pittoresque clocher, nos monuments, nos vallées, nos bois fourniront de riches sujets à la palette et au crayon.

L'observateur suivra avec intérêt le marché au poisson si original, avec ses femmes à la tournure dégagée, à la parole hardie et goguenarde ; leur costume, leur marche sans gêne, leur voix rude et perçante. Puis, le matelot, véritable loup de mer, au teint hâlé, à la carrure large, à la démarche dandinante qui rappelle le roulis des navires.

A l'antiquaire, qui se plaît à vivre avec le passé, à évoquer les grandes ombres de nos ancêtres, les souvenirs et les monuments ne man

queront pas. Plus souvent des ruines peut-être
que des monuments d'un âge très-reculé. Invasions
étrangères, déchirement des guerres civiles,, in-
cendies, il n'est pas une calamité qui n'ait sil-
lonné la surface de notre pays et n'y ait laissé de
tristes empreintes de son cours. Il s'est trouvé sur
le passage de toutes les révolutions. Tour à tour
les peuples sont venus graver leur nom sur notre
sol ; et chaque révolution nouvelle, sans plus de
souci que n'en a la vague qui emporte les lettres
tracées sur le sable, passait son niveau sur chacune
de leurs créations, et la remplaçait par d'autres
monuments destinés au même sort. Après la conquête romaine, l'invasion barbare. La mousse avait
à peine eu le temps de s'attacher aux tombeaux
celtiques renversés pour faire place aux temples
et aux amphithéatres romains, que déjà les débris
de ces derniers achèvent de les écraser. Les Nor-
mands succèdent aux Francs : la religion élève ses
basiliques, la féodalité dresse ses tours et ses
châteaux. — Mais les Anglais parcourent la contrée, la flamme et le fer à la main : un maréchal
réduit la ville d'Eu en cendres sur l'ordre d'un roi
de France : puis les guerres civiles et les guerres
religieuses, puis les révolutions ; tous ces fléaux
se succèdent et font chacun leurs ruines. Aussi

serait-il vrai de dire avec le poète des harmonies
religieuses.

> Toute la route n'est tracée
> Que des débris des nations!
> ..... Autels, temples, portiques,
> Peuples, royaumes, républiques,
> Sont la poussière du chemin.

Si l'on voulait interroger les profondeurs du
sol, nul doute qu'il ne répondît à nos recherches,
comme le font pour les géologues les différentes
couches terrestres qui revèlent à la science leur
âge et leurs destinées. L'époque celtique n'est
pas encore si profondément ensevelie sous son
écorce, qu'on n'en ait retrouvé de nombreux
vestiges (1). La période romaine s'est aussi revélée

(1) En traçant les chaussées qui sillonnent la forêt d'Eu,
de 1809 à 1814, les ouvriers chargés de la fourniture des cail-
loux, découvrirent sous des tertres qui s'élevaient çà et là, des
murailles en silex grossièrement liées par un mortier peu con-
sistant. Le déblaiement de ces tertres découvrit des construc-
tions de 30 à 60 pieds de face sur 18 à 22 de largeur. Des recherches faites avec soin procurèrent des fragments de poterie
grossière, des meules servant à la trituration des grains, des
médailles celtiques, quelques médailles romaines, des briques
romaines, etc... Souvent ces fondations étaient couvertes par
des hêtres ou des chênes dont l'âge peut être évalué au moins
à quatre siècles. La forêt était donc habitée avant et après la

par des indices irrécusables. Le moyen âge se trahit de tous côtés par des ruines nombreuses ou par un petit nombre de monuments à peu près conservés.

Parcourons rapidement quelques uns des points les plus intéressants. Je vais seulement les signaler en passant : un de mes compatriotes s'est chargé d'y conduire avec détail , et je renvoie à son ouvrage (2).

Donnons un coup d'œil à l'église du Tréport si hardiment posée à mi-côte ; laissons un regret sur les ruines de cette riche abbaye de Bénédictins fondée vers le milieu du onzième siècle et qui a subi tant de vicissitudes jusqu'à sa complète destruction. Là aussi était une colonie de l'ordre des templiers , un hôpital , une maladrerie : mais tout a disparu et sur leurs débris vous apercevez des jardins ou des maisons.

Transportons-nous rapidement à Eu, de puissants et riches souvenirs nous y attendent. Sur les ruines du vieux château de Rollon , le château de

conquête romaine, et c'est sans doute lors de l'invasion des barbares, il y a 15 siècles environ, que toutes ces habitations furent abandonnées et dévastées. (Ms. de M. ESTANCELIN.)

(2) Eu et Tréport, guide du voyageur, et Histoire de la ville d'Eu et de ses environs, par DÉSIRÉ LEBEUF.

mademoiselle Montpensier , témoin de ses amours,
de ses regrets , des dédains de Lauzun vis à vis
de la grande Mademoiselle. Une remarquable
galerie historique y confond aujourd'hui dans une
rapide et intéressante revue, les temps passés et
l'époque contemporaine. Puis le parc avec ses
hêtres séculaires , sous lesquels on retrouve le
seizième siècle. A leur ombre , l'ambitieuse maison
de Lorraine préparait ses complots et s'efforçait de
créer une nouvelle race de rois. En face , l'église
paroissiale , morceau remarquable à plus d'un
titre. Son architecture , son vitrail de couleur,
les tombeaux des comtes d'Eu , attestent sa gran-
deur que viennent encore rehausser les souvenirs
d'une grande et noble figure. Comme fait historique , comme souvenir religieux , le nom de Saint-
Laurent, son voyage en Normandie , les motifs
qui l'y avaient conduit , rattachent glorieusement
le nom de la ville d'Eu à l'histoire du douzième
siècle ; la réputation de ses miracles a contribué
à la célébrité de l'abbaye qui avait recueilli ses
cendres.

A la chapelle collégiale nous retrouvons
Catherine de Clèves, et encore les Guise dont un
admirable mausolée consacre la mémoire.

Sur les boulevards , des souvenirs de guerres

12

religieuses : Montgomery, Henri IV, qui ont campé devant nos murs avec un succès différent. Là, deux tours noircies par les ans étaient jointes par *la porte de l'empire* qui donnait sur la ville romaine. Ici, commençait une chaussée Brunehaut dont on retrouve plus loin les traces.

Dans nos environs, à l'entrée d'une antique et majestueuse forêt, des ruines d'un temple et d'un amphithéâtre romain (1).

D'un autre côté, à Criel, les ruines de la baronie du Bel; puis celles de Cuverville. Plus loin, les débris du château de Monchaux; à peu de distance, le château de Rambures, admirablement conservé, où l'on pourrait rencontrer des chroniques du temps des croisades dont il est le contemporain. N'avons-nous pas encore à visiter le château de Mesnières avec ses souvenirs de Henri IV et de la belle Gabrielle? Saint-Valery d'où Guillaume le bâtard s'embarqua pour aller à la conquête d'un royaume? N'y a-t-il pas encore la tour ruinée qui vit la captivité d'Harold, le légitime possesseur?

---

(1) Des fouilles pratiquées par M. Estancelin y ont fait découvrir de nombreux fragments de sculptures, des médailles des Empereurs, etc....

Ceux qui veulent s'inspirer à des sources dramatiques plus modernes, pourront suivre à Biville, au bois de Size, les traces de Georges Cadoudal et de Pichegru. (*Conspiration contre le premier Consul.*) Ils pourront aussi à Mesnil-en-Caux, à Criel, interroger les compagnons du célèbre D. et recueillir les surprenantes aventures de cet audacieux et rusé contrebandier. Cette vie agitée, en lutte permanente avec les lois, mêlée d'opulence et de misère, pourra fournir plus d'une page au romancier.

Puis, après avoir évoqué ces souvenirs de tant de siècles, nous pourrons en quelques instants nous transporter au milieu des créations des temps modernes. Le long de la vallée, le cours d'eau de la Bresle élevé à l'état de puissance motrice, va, docile à la volonté de l'homme, engendrer quelques uns de ces prodiges de l'industrie, qui seront plus tard le cachet de notre époque.

Enfin, n'y a-t-il pas aussi le désert? N'y a-t-il pas Cayeux jeté au milieu des sables sur cette plage écorchée par le vent, qui rappelle l'Afrique et ses solitudes? Cayeux, la côte fertile en naufrages, la plage riche en catastrophes, à qui l'on pourrait demander quelques uns de ces lugubres épisodes de la vie de marin. Le plus récent de ses malheurs lui a laissé une large plaie qui saigne encore. Souvenir saisissant qui marque dans la vie , et qui survit à ses impressions.

C'était en 1842. Une série de beaux jours avait favorisé les matelots , et chaque marée voyait les canots détachés des bateaux , échouer sur le sable pour partager les produits d'une pêche abondante. Pourtant , quelques indices précurseurs d'une tourmente viennent se révéler. La mer brassait au large : sa surface grisâtre et onduleuse à l'horizon , réfléchissait près de la côte une teinte verdâtre livide. Le vent avait brusquement changé et soufflant par raffales courtes et rudes , soulevait des nuages de sable dont les tourbillons épais finissaient par se réunir et par s'amonceler en tristes monticules. Enfin sans plus tarder , l'ouragan se déchaîne.

La population est saisie de terreur. Il n'était pas une famille qui n'eût à bord un parent ou un ami. Tous se précipitent sur la grève en proie à la plus vive anxiété. On cherche , les voit-on encore? Non , rien sur l'affreux désert bouleversé que présente la surface de l'Océan. L'œil le plus exercé se fatigue en vain à vouloir percer cet épais rideau de nuages qui se fondent dans l'écume des vagues. Rien n'apparaît , rien , que l'ouragan et

ses fureurs : le vent qui souffle avec rage ; la mer
soulevée en vagues énormes qui se succèdent et
se poussent sans relâche : des montagnes d'eau
d'un aspect jaunâtre et terreux qui se brisent en
mugissant sur le galet dont les éclats, lancés au
loin, font reculer les plus intrépides. La mer affreuse et menaçante semble vouloir engloutir ce
rivage sans falaise, qu'elle caressait naguères. —
Les vieux marins se souviennent à peine d'une
aussi horrible tempête. Prosternée sur la grève,
la foule adresse à la Vierge les plus ferventes
prières, s'engage envers Notre-Dame-de-Bon-
Secours par les vœux les plus ardents. La nuit
se passe dans la plus pénible angoisse ; le jour
renaît et n'apprend rien encore.

Cependant, la mer se calme peu à peu ; la
voilà rentrée dans ses limites : il semble une immense plaine d'azur, miroir de la voûte céleste.
Une brise à peine sensible effleure, sans même la
rider, la surface de l'onde si pure et si lisse qu'on
la prendrait pour un étang glacé. — Pourtant,
aucune barque ne sillonne sa surface, aucune
voile n'apparait à l'horizon. Que sont-ils devenus ?
Un port de refuge les a-t-il reçus ? La mer les
a-t-elle engloutis dans ses terribles entrailles ? Ou
bien, après les avoir si rudement secoués, sa

vague douce et légère les berce-t-elle comme
une tendre mère qui veut calmer l'effroi que son
courroux vient de causer ? Hélas ! tandis que
suspendus entre la terreur et l'espérance , ils in-
terrogent l'immensité de l'Océan, un long char-
riot s'avance lentement. Il arrive , il s'arrête , et
tous ces cadavres qu'il dépose sur la grève révèlent
une horrible catastrophe. — Vous décrire la stu-
peur de cette foule , puis ses sanglots et ses lar-
mes , je ne l'essaierai pas. Les expressions man-
quent à de telles douleurs. Songez qu'il n'y avait
plus là que des orphelins , des veuves , des vieil-
lards aux cheveux blancs survivant à leurs enfants.

Allons, infortunés, voilà vos fils , vos maris et
vos frères ; venez les reconnaître. Viens aussi
jeune fille , voilà ton fiancé. Ce visage meurtri
par la vague , dechiré par les rochers , ce corps
tout mutilé, est-ce bien celui que tu attendais? Tu
veux un signe plus certain. Tu cherches , tu
trouves , tu reconnais sur un bras ton nom gravé
en signes indélébiles. Mais combien de veuves et
de mères attendent encore les restes de ceux qui
leur ont été chers ! L'avare Océan ne lâche qu'à
regret ses victimes. Chaque heure , dit-on , le
voit rejeter le long de la plage quelqu'une de ces
épaves. — On part donc, on suit au loin la

côte , on cherche, on ramasse les victimes : et de
nouveau un char funèbre vient de porte en porte
déposer un cadavre. Avec quelle douleur , quels
sanglots toutes ces veuves et ce cortège d'enfants
reçoivent le corps de celui qui n'est plus. — Et
cette pauvre mère à genoux , les bras tendus, qui
frémit de voir s'arrêter le funeste convoi en face
de sa chaumière. Un premier cadavre est des-
cendu , puis un second. Ce sont les corps de ses
deux derniers fils. Anéantie par ce coup affreux,
elle s'affaissa sur elle-même comme pour mourir.
Peut-être eût-ce été mieux. Mais elle se réveilla
pour souffrir encore. Que de désespoir dans ses
traits altérés ! Sa physionomie empreinte d'une
expression d'égarement et d'hébétude faisait mal
à voir, même à des yeux rassasiés d'un spectacle
de deuil et de douleur. Pauvre mère ! Quels tré-
sors d'amour tu vas dépenser dans une dernière
étreinte !

Ce fut bientôt l'heure du convoi. Dans l'étroite
demeure du pauvre, où tout le monde pêle mêle,
morts et vivants habitent une même chambre , la
dernière séparation n'a lieu qu'au moment où la
bière funèbre disparaît. Le char funéraire se remit
donc en marche à travers les rues de sable. Il
s'arrêtait souvent , presque à chaque porte , ra-

massant les morts qu'il avait déposés la veille. A chaque halte, des sanglots déchirants, des cris de désespoir, concert lugubre et lamentable, faisaient frissonner les plus indifférents.

Quelle pitié assez puissante pourra lutter contre tant d'infortunes? Mais la compassion publique sera grande, aussi grande que l'a été la misère, Les jours d'heureuse pêche, on fera la part des absents, on prélèvera la part de la veuve et de l'orphelin. La famille des marins n'a pas laissé périr les traditions de la charité. Puis, viendront les souscriptions étrangères. Car c'est un privilège de ces terribles catastrophes de saisir et de remuer les fibres de la pitié. Mais qui reparera cette perte précieuse de matelots intrépides et expérimentés? Qui rendra un mari à ces veuves, un père à ces enfants?

Ainsi donc, la mer avec ses calmes et ses tempêtes, avec ses terribles épisodes ; puis les monument vieillis, les souvenirs historiques, les riches points de vue, etc., fourniront largement à notre curiosité.

Vous voyez que j'ai pu employer votre activité et vous tenir en haleine. Mon but serait moins complètement atteint, si tout moyen de distraction et de mouvement vous eut fait défaut. J'ai

encore besoin de le répéter en terminant : Cet
opuscule est un appel désintéressé et pressant ,
fait à toutes les positions sociales pour faire sentir
aux habitants des grandes villes , l'urgente nécessité de sortir au moins une fois par an , de leurs
habitudes , de leur atmosphère malsaine , et de
retremper au milieu des champs ou sur les bords
de la mer , leur organisation altérée. Comme il
n'est pas donné à chacun de posséder une villa ,
et qu'au contraire les fortunes même médiocres
peuvent prétendre à passer quelques semaines
dans un pays maritime quelconque , cette voie
de pérégrination envahie dès longtemps par les
plus hautes fortunes , peut être adoptée par la
majorité des classes moyennes.

N'attendez donc pas que l'orage ait éclaté ,
que l'explosion d'une affection grave , rebelle
aux secours de l'art , vous expédie , de par la faculté , dans le fond des pyrénées ou sur les grèves
de la Manche. Que la Prudence des négociants
anglais dans les Indes , vous serve d'exemple.

Après un petit nombre d'années passées dans ce
climat dévorant , il leur faut l'air du pays , fût-ce
même les brouillards de la Tamise , pour réparer
les ravages d'un climat embrâsé. Après avoir
puisé au sein de l'atmosphère natale , comme à

une source de vie, une nouvelle dose de vigueur,
ils retournent alors, avec moins de danger, braver
les chances terribles d'un acclimatement tropical.

Hâtez-vous donc pendant que les prodromes
de l'empoisonnement se prononcent à peine ;
hâtez-vous, de peur que les progrès de l'agent
délétère qui s'infiltre nuit et jour dans votre organisme, n'aient endommagé les sources de la
vie, et ne vous laissent d'autre alternative que
de succomber graduellement, méconnaissant les
causes du mal, ou de vous traîner languissant,
valétudinaire et morose sur ces mêmes plages où
vous pourriez aspirer à longs traits le contente-
ment et la santé.

Encore un mot avant de terminer, car je veux
dire ici ma pensée tout entière. Qu'importe le
pays où vous voudrez porter vos loisirs ; que vous
préfériez Dieppe à Boulogne, ou Trouville à
Tréport, que la Méditerranée ou la Manche
obtienne vos faveurs, cela me touche peu. — Ce
livre n'a pas un but unique de localité : il n'a pas
pour destination d'appeler ici plutôt que là les
nombreux voyageurs qui émergent chaque année
de la capitale pour leur plaisir ou pour leur
santé.

Si j'ai pu prémunir contre l'entrainement irréfléchi qui porte tant de personnes à ne considérer les bains de mer que comme un simple passe-temps, sans danger, si en même temps j'ai pu faire comprendre le but et la portée hygiéniques d'un séjour sur la côte, si j'ai pu faire voir, que chaque contrée possède ses éléments de distractions et ses ressources contre l'ennui, je n'en veux pas davantage : mon but est atteint, ma tâche est remplie

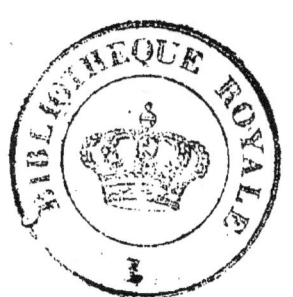

OBSERVATION I

Madame de.... de Paris, d'une très-bonne constitution, malgré ses soixante-dix ans, venait d'éprouver une maladie inflammatoire du bas-ventre, lorsque malgré les avis de son médecin elle se rendit à Tréport pour y prendre les bains. L'habitude depuis long-temps contractée de prendre des bains froids à la Seine lui faisait supposer que l'eau de mer ne pourrait lui être défavorable. Peut-être, en effet, aurait-elle eu gain de cause, si elle eût apporté plus de réserve dans la durée de ses bains ; mais une immersion de plus d'un quart d'heure, pendant le mois de septembre dont la température s'était abaissée à la suite de pluies abondantes, amena une recrudescence de sa maladie.

Un accès de fièvre intense avec céphalalgie, coloration de la face, et chaleur brûlante de la peau fut le signal des accidents. Le ventre et l'estomac se météorisèrent, devinrent sensibles au toucher, la langue se dépouilla de son épithélium, le délire s'y joignit, tous les symptômes enfin annoncèrent un état grave, inquiétant, eu égard surtout à l'âge et aux antécédents de cette dame.

Comme je ne fais pas ici un cours de clinique, je n'entrerai pas dans le détail de la marche de la maladie. Il suffira de savoir que les symptômes s'amendèrent sous l'influence d'un traitement assez rigoureux, et Madame.... put quitter Tréport, dans un état satisfaisant.

Mademoiselle de.... fille de cette dame, prenait aussi des bains très-prolongés. Quoique pendant la durée du bain elle se livrât à l'exercice de la natation, elle ne tarda pas à ressentir les fâcheux effets d'un bain trop long. Des brisements avec perte d'appétit, de la fièvre, quelques symptômes analogues à ceux éprouvés par sa mère se déclarèrent et la forcèrent de les interrompre. Mais sa jeunesse, sa constitution et l'absence de maladie fébrile antérieure abrégèrent la durée des accidents: et son malaise ne fut que de quelques jours.

OBSERVATION II

Monsieur.... de Rouen, d'un tempérament sanguin, d'une vigoureuse complexion, ne paraissant pas âgé de plus de cinquante ans, bien qu'il en ait soixante-quatre, s'est livré huit jours de suite à tous les exercices de la natation, pendant une demi-heure qu'il est resté chaque fois sur l'eau. Quoique d'une bonne santé habituelle, il a éprouvé à diverses reprises depuis 5 à 6 mois les symptômes d'une rétention d'urine qui se dissipait aisément. Mais à la suite de ses bains, les mêmes accidents se reproduisent, une fièvre ardente se déclare, tous les symptômes d'une phlegmasie aiguë de la vessie se manifestent avec rétention complète d'urine. Bientôt les reins participent à l'inflammation vésicale. Une suppuration abondante de ces organes s'établit, et le malade après de longues souffrances succombe à tous les accidents d'une fièvre hectique.

OBSERVATION III

Madame de.... d'un département voisin de Paris, est âgée de trente ans et a cessé d'être menstruée à la suite d'une couche. Depuis ce temps une tumeur developpée dans l'ovaire droit n'a cessé de la faire souffrir et de prendre de l'accroissement. Elle a déjà essayé sans succès durable les eaux de Néris et les bains de mer. Des douleurs assez fortes dans les flancs, dans le bas-ventre, dans les reins, dès qu'elle quitte la position horizontale, même pour s'asseoir, la condamnent à un repos forcé, sa physionomie porte l'empreinte de la fatigue et de la souffrance.

Pendant l'hiver précédent la maladie a été assez aiguë pour exiger un traitement énergique. Dès que la saison des bains de mer fut arrivée, Madame de.... s'empressa de venir demander aux eaux marines un soulagement qu'elles lui avaient en partie promis l'année précédente.

Mais la congestion était encore trop récente, l'irritation de l'ovaire trop aiguë. Dès le troisième jour la fièvre et le malaise la forcèrent d'interrompre ses bains. A peine remise, elle essaya de les reprendre : cette fois une crise terrible, la fièvre la plus intense accompagnée de douleurs atroces, d'insomnie, d'agitation furent le prix de cette malheureuse persistance : et pendant un mois que cette dame passa à Tréport, obligée de garder le lit, de subir un traitement actif, ses souffrances furent presque sans interruption, cédant à peine à des doses élevées de morphine. Lorsqu'elle put supporter la voiture, elle s'éloigna faible encore et plus souffrante que lors de son arrivée.

OBSERVATION IV

Madame.... d'une ville de Normandie, a été dans son enfance faible et maladive. Aujourd'hui à vingt-huit ou trente ans sa constitution est meilleure.

Il existe chez elle un abaissement de matrice qui est sensible au toucher et dont le cal est engorgé. Deux médecins distingués qu'elle consulta conseillèrent les bains froids et deux par jour, pendant deux mois. Ce n'était pas mon avis, et j'en fis l'observation avec toute la réverve que m'imposait l'opinion contraire de deux confrères. Mais la juste confiance que lui inspiraient les hommes de mérite, dont elle avait pris les conseils, la fit passer outre, et elle continua ce traitement pendant un mois. A cette époque, s'appercevant à n'en pas douter que ce régime aggravait sa position, elle se rendit à mes observations et les interrompit.

Au moment de son départ, Madame.... me fit l'aveu qu'elle était plus faible, plus nonchalante, plus brisée, qu'à l'époque de son arrivée. La faiblesse des jambes et des reins avait augmenté : la pesanteur du bassin était telle lors qu'il fallait se lever, qu'il lui semblait, selon son expression, qu'elle avait avalé du plomb qui la tenait clouée sur son siége. En même temps son caractère s'était aigri, était devenu irritable. En un mot, elle avait beaucoup plus perdu que gagné après sa saison de bains.

Elle fut obligée de recommencer sur nouveaux frais un traitement tout opposé, long et pénible.

Une dame dont je ne raconterai pas l'histoire avec détail, fut encore plus malheureuse. Elle était affectée d'une maladie analogue, lorsqu'on lui conseilla une saison aux eaux de mer. Quelques bains provoquèrent sur le lieu même une crise violente, accompagnée d'accidents graves et inquiétants. A peine étaient-ils dissipés qu'elle retourna dans sa famille. Les symptômes qui avaient paru se calmer se reproduisirent avec une intensité extrême; et quinze jours plus tard, nous apprîmes avec autant de surprise que de peine, que cette jeune dame âgée à peine de dix-huit ans venait de succomber à ses accidents.

OBSERVATION V

Monsieur.... de Paris, sujet à des douleurs aiguës dans la tête, à des vertiges, à des faiblesses, à des fourmillements dans un côté du corps, avait essayé, sans succès, les traitements les plus variés et les plus énergiques. Les bains froids conseillés en désespoir de cause par plusieurs célébrités médicales de Paris, et essayés malgré mes observations, augmentèrent les douleurs de tête et les raptus sanguins vers le cerveau au point qu'il fallut pratiquer une saignée du pied pour prévenir de plus graves accidents.

La même année (1842), Monsieur.... du département de la Somme, fut envoyé aux eaux de mer pour y être traité d'une attaque de paralysie qu'il venait d'éprouver. Il ressentait de l'embarras dans la parole, de la faiblesse dans l'intelligence et une douleur de tête persistante. Il s'y joignait en outre un embarras saburral des premières voies. Le pouls avait encore de la force.

Je pensai que sous l'influence trop récente de la maladie, les bains froids à la lame pourraient être préjudiciables, et je conseillai d'attendre à l'année suivante pour les commencer. Mais le malade impatient de recouver sa santé primitive, voulut en essayer. Après quatre ou cinq bains, il vit ses accidents s'aggraver au point que sous l'imminence d'une nouvelle hémorragie cérébrale, il fut obligé de les suspendre. Il retourna chez lui, s'estimant heureux, après quelques jours de repos, de se trouver dans le même état que lors de son arrivée.

Je terminerai par une observation qui fera voir que dans les circonstances mêmes où les bains sont le mieux appropriés à la constitution, il est essentiel d'avoir détruit toute irritation locale pour pouvoir s'y livrer sans danger.

OBSERVATION VI

La jeune.... est âgée de **dix ans**, son teint pâle, sa peau blanche, des yeux vifs, une intelligence assez devéloppée, tout en elle révèle une constitution lymphatique, et un tempérament nerveux; bien que délicate et frêle en apparence, elle n'a jamais été malade.

Venue à Tréport pour prendre les bains de mer, elle éprouvait depuis trois ou quatre jours un picotement dans l'œil, joint à quelque difficulté de supporter la lumière vivement repercutée par le sable et par la mer. Elle commence néanmoins les bains, en prend quatre ou cinq et croit se trouver mieux au moment où elle sort de l'eau : la fraîcheur momentanée qu'elle y puise, la calme à l'instant; mais le soir les yeux sont plus rouges et la sensibilité à la lumière va croissant.

Ses parents me l'amènent alors; et je reconnais les signes d'une ophthalmie lymphatique. — Faisceau de vaisseaux sanguins devéloppés à l'angle interne de l'œil droit et convergeant vers une pustule développée à l'insertion de la cornée. Légère sensibilité à la lumière. — A gauche, l'injection est plus géné-

rale, avec teinte rosée due à l'injection de la sclérotique, photophobie plus considérable, et douleur plus vive.

Malgré les applications de sangsues, les purgatifs, les colly-
res anodins, la maladie fit d'assez rapides progrès. La cornée
s'injecta à la circonférence et commençait à se troubler au
centre. De nouvelles pustules se développèrent, la photophobie
était si intense qu'on fut obligé d'établir dans l'appartement de
la malade une obscurité complète.

Ce ne fut qu'à la suite d'un traitement énergique et dirigé
surtout contre la sensibilité morbide et nerveuse de l'œil, que
cette excessive photophobie finit par se calmer, et que tout
rentra dans l'ordre.

Les bains de mer ont déterminé dans cette ophthalmie une
irritation, un appareil de symptômes qui ne se fussent pas
développés, si dès le principe les bains eûssent été suspendus
et si on eût attaqué immédiatement le début de la phlegmasie.

TABLE DES CHAPITRES

———————

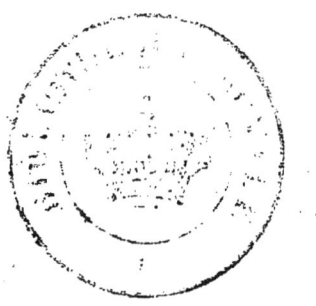